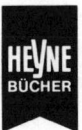

Jean-Paul Pianta

Doctor of Chiropractic
Palmer College of Chiropractic, USA

Rückenschmerzen müssen nicht sein!

Ganzheitliche Hilfe durch Chiropractic

Aus dem Französischen übertragen von
U. Geckler und Marion Heu

Originalausgabe

WILHELM HEYNE VERLAG
MÜNCHEN

HEYNE RATGEBER
08/5146

Umwelthinweis:
Dieses Buch wurde auf chlor- und säurefreiem Papier gedruckt.

Copyright ©
J. P. Pianta, Doctor of Chiropractic (USA), PSC, Hannover
Die französische Originalausgabe erschien 1990 unter dem Titel
VIVEZ BIEN AVEC VOTRE DOS im Verlag Éditions du Rocher
Die deutschsprachige Ausgabe erschien zuerst 1992 unter dem Titel
DEIN RÜCKEN ... DEIN LEBEN im Verlag PCS, Celle
Copyright © dieser überarbeiteten und aktualisierten Ausgabe 1997
by Wilhelm Heyne Verlag GmbH & Co. KG, München
Printed in Germany 1997
Umschlaggestaltung: Atelier Adolf Bachmann, Reischach
Umschlagabbildung: Lutz Reinecke, Hannover
Illustrationen: Bernard Pianta
Satz: Layer, Ostfildern
Druck und Bindung: RMO, München

ISBN 3-453-12764-1

Inhalt

Kapitel 7
Eine Strategie moderner, ganzheitlicher
individualer Medizin:
Chiropractic und angewandte Kinesiologie 177

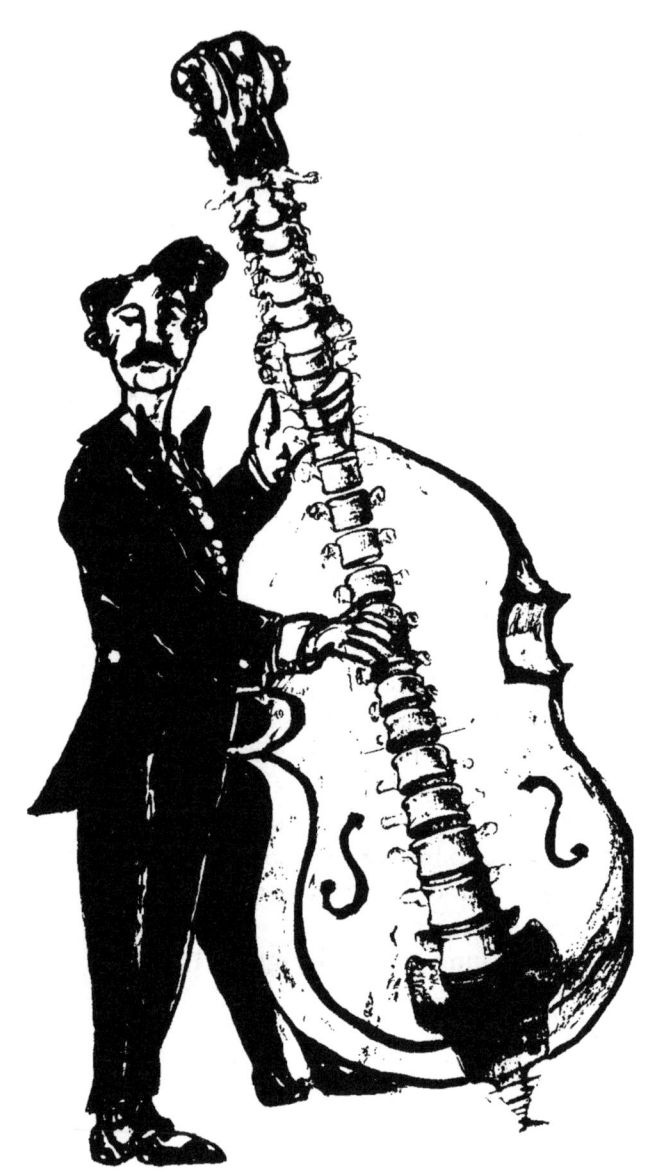

Bernard Pianta, Illustrationen

Für Valerie, Peggy, Delphine,
John-Raphael, Emma
und die kleine Marina

Danksagung

Dieses Buch wäre nicht das, was es ist, ohne die Hilfe von vielen Leuten.

Ich danke meinen Lehrern in Frankreich, in Amerika und den tausenden Patienten, die mir jeden Tag seit Jahren verschiedene Erfahrungen mitteilen. Ich bedanke mich bei meinem Bruder für seine Zeichnungen und für seinen Humor. Ich danke Frau Heu und Frau Geckler für ihre Übersetzung, Frau Romahn, Frau Rommel, Frau Boehme, Frau von Brauck, Frau Engler und Frau Rinne, die der Praxis so viel geben. Ich danke auch der jungen Pro-Chiropractic-Vereinigung in Fischbach für ihr Engagement, speziell Frau Lohmann und Frau Ackermann. Ich danke meinen Kollegen Alexandre Fremeaux und John Valenzuela.

Einleitung

Dieses Buch handelt von Chiropractic. Was ist das eigentlich, Chiropractic?

Je nach persönlicher Erfahrung kann die Qualität der Antwort auf diese Frage sehr unterschiedlich sein. Eines ist jedoch sicher: Wenige, viel zu wenige Menschen sind heute in der Lage, den drittgrößten Heilberuf der Welt auf eine zufriedenstellende Weise zu definieren. Ich möchte Ihnen daher einige Informationen geben, um einen Berufsstand besser vorzustellen, dessen Behandlungsweise laut einer in der Times veröffentlichten medizinischen Studie von 93% der Patienten als erfolgreich bezeichnet wurde, einer Rate, die in keinem anderen Heilberuf erreicht wird.

93% der Patienten bezeichnen die Behandlungsweise der Chiropractic als erfolgreich.

Die verschiedensten staatlichen Studien belegen auf eindrucksvolle Weise die Leistungen eines Berufsstandes, mit dessen Hilfe es fast immer sehr schnell gelingt, sich aus schwächenden Situationen und von quälenden Schmerzen zu befreien. Die angewandten Methoden sind immer sanft, nie schmerzhaft und in keiner Weise gefährlich, wenn sie von einem Doktor der Chiropractic praktiziert werden. Unterschiedslos können sowohl Neugeborene als auch über 90jährige alte Menschen ohne jedes Risiko behandelt werden. Die Achtung vor der Einzigartigkeit jedes Menschen stellt eine erstrebenswerte Alternative dar, wenn man sie den offensichtlichen Risiken der konventionellen, standardisierten, aggressiven, chemischen oder chirurgischen Methoden gegenüberstellt. Wie kann man an der Schwelle zum 21. Jahrhundert immer noch behaup-

Alle wissenschaftlichen Studien belegen, daß es keine zwei identischen Menschen gibt.

ten, die Wirksamkeit einer medikamentösen Behandlung sei wissenschaftlich erwiesen, wenn man bis heute nicht in der Lage ist, alle Wirkungen einer Aspirintablette zu beschreiben, des ältesten aller Medikamente, während alle wissenschaftlichen Studien einhellig belegen, daß es keine zwei identischen Menschen auf der Welt gibt und man absolut nicht vorhersehen kann, welche Nebenwirkungen ein Medikament haben wird und erst recht nicht, wie der Körper reagieren wird, wenn sogar mehrere Medikamente gleichzeitig eingenommen werden und zusammenwirken?

Die systematische Anwendung von chemischen Medikamenten ist kein Allheilmittel für das Bekämpfen von Krankheiten

Es geht mir nicht darum, systematisch jede Art von chemischen Medikamenten zu verteufeln, denn es gibt auch Situationen, in denen sie leidenden Menschen Erleichterung verschaffen; es geht mir lediglich darum, die systematische Anwendung chemischer Produkte zu diskutieren, denn damit ist oft die Vorstellung verbunden, sie seien eine Art Zaubertrank, ein Allheilmittel, und dies ist meines Erachtens heute nicht mehr zeitgemäß.

Die chiropractische Annäherung

Lassen Sie uns ein Gedankenexperiment machen. Stellen Sie sich bitte einmal vor, Sie hätten ein zehnjähriges Kind, daß ein Bettnässer ist und in der Schule, im Sozialverhalten oder im Kontaktverhalten mit seinen Kameraden Schwierigkeiten hat. Kämen Sie in einer solchen Situation auf die Idee, einen Doktor der Chiropractic aufzusuchen? Die Antwort wäre wahrscheinlich: Nein! Aber könnten Ihr Ehegatte und Sie selbst tatenlos zusehen, wenn Ihr Kind in Schwierigkeiten wäre, die es überforderten? Glauben Sie nicht auch, daß eine solche Situation auch Sie selbst und Ihren Ehepartner beunruhigen und traurig, deprimiert oder unglücklich machen und sich auch auf Ihr Wohlbefinden und das Ihres Partners auswirken könnte? Ist es so schwer zu verstehen, daß eine solche familiäre Situation, würde sie länger andauern, zu Nervosität, Muskelverspannungen oder Verdauungsstörungen führen könnte?

Situationen, in denen ein Mensch überfordert ist, können funktionale Störungen auslösen

Stellen Sie sich nun vor, daß nach einigen chiropractischen Behandlungen das Problem der Enuresis (Bettnässen) bei Ihrem Kind gelöst wäre, ihm das Lernen in der Schule leichter fiele, daß es mit einem Male viel fröhlicher wäre und Freunde finden würde, die es anrufen, um sich mit ihm zu verabreden. Würde dies nicht auch Sie selbst glücklicher und zufriedener machen? Mit Sicherheit. Dies ist für einen Doktor der Chiropractic eine alltägliche Erfahrung.

Dieses kleine Szenario zeigt die ganze Komplexität der Wechselwirkungen. Gesundheit und Wohlbefinden hängen nicht von einem einzigen Berufsstand ab, dem damit die schwere Aufgabe übertragen wäre, die Menschheit von all ihren Leiden zu befreien. Gesundheit und Wohlbefinden sind auch kein Zufall, sondern das logische Resultat aus dem Zusammenwirken einer Vielzahl von Faktoren.

Aber Vorsicht, die Chiropractic ist keine Therapie. Sie heilt keine Enuresis, keine Magenkrämpfe und keine Ängste: Sie hilft dem Körper, besser zu funktionieren, mit dem Ergebnis, daß dieser sich mit größerer Effektivität reorganisieren kann – und dies zeigt sich dann in einer verbesserten Immunabwehr, einer besseren Beweglichkeit, kurz: Der Körper als Ganzes arbeitet besser.

Chiropractic hilft dem Körper als Ganzes besser zu arbeiten.

Wenn ich mit meiner Arbeit begann und den Fragebogen für die Anamnese ausfüllte, so war ich immer wieder erstaunt, daß die Patienten, die meine Praxis aufsuchten, zwar in der Mehrzahl über Rückenschmerzen klagten, diese jedoch meistens noch von verschiedenen anderen Beschwerden wie zum Beispiel Kopfschmerzen, Verdauungsstörun-

gen oder Regelschmerzen begleitet waren. Nicht
selten wurden von den Patienten auch Depressio-
nen, Schlaflosigkeit, Energiemangel und Gelenk-
schmerzen genannt.

Chiropraktische
Behandlungen der
Wirbelsäule
führten bis zum
Verschwinden der
funktionalen
Störungen.

Sehr bald konnte ich dann zu meinem Erstaunen
feststellen, daß meine Behandlungen der Wirbelsäule
auch zu einer Besserung oder sogar zum Verschwinden dieser begleitenden funktionalen Störungen
führten. Es geht mir nicht darum, die Chiropractic zu
einem Allheilmittel für alle Krankheiten zu deklarie-
ren, sondern für ein besseres Verständnis der Verbindungen und Wechselwirkungen in unserem Körper
zu werben. Denn wir dürfen nicht vergessen, daß die
Wirbelsäule unser Lebensbaum ist. Sie beherbergt
und beschützt die Verlängerung unseres Gehirns, das
Rückenmark, aus dem die Rückenmarksnerven austreten, die sowohl die Sammler von Informationen
als auch die Befehlsübermittler in unserem Körper
sind. Kleine Ursache, große Wirkung: Eine winzige
neurologische Fehlfunktion, zum Beispiel ein zusätzlicher Druck von 15 mm Quecksilber auf einen
Rückenmarksnerv, reicht schon aus, um eine ganze
Kette physiologischer Reaktionen im Körper auszulösen, der wie eine Einheit funktioniert und reagiert.

Chiropractic sorgt
dafür, daß der
Körper optimal
funktioniert.

Stellen Sie sich nun in unserer Gesellschaft, in der
der Mensch noch immer in einem ständigen Wett-
streit mit den wundervollen natürlichen Heilkräften
unseres menschlichen Körpers steht, ein Gesundheitssystem vor, das sich diese angeborene Intelligenz des Körpers zunutze macht, die dafür sorgt,
daß der Körper in seinem Inneren optimal funktioniert und wir uns wohlfühlen! Und zwar ganz ohne
Medikamente und ohne Chirurgie. Stellen Sie sich
Millionen von Menschen vor, die frei von Gelenk-
blockaden und Muskelverspannungen durch die
Straßen ziehen und durchs Leben gehen! Glauben

Sie nicht auch, daß es dann viel schöner wäre, auf dieser Welt zu leben? Wenn Sie nun meinen, dies sei nur eine Utopie, ein schöner Traum, dann werden Sie erstaunt sein, wenn ich Ihnen sage, daß diese Möglichkeit Menschen helfen zu können bereits eine Realität ist. Es ist die Chiropractic.

Bedauerlicherweise ist es fast niemandem bekannt, daß die Ausbildung zum »Doctor of Chiropractic« Universitätsniveau hat und der Ausbildung zum Doktor der Medizin oder der Zahnmedizin in Niveau und Umfang in jeder Beziehung vergleichbar ist. Mehr als 60.000 Doktoren der Chiropractic sind weltweit niedergelassen – mit einem Schwerpunkt in den angelsächsischen Ländern. Der Berufsstand ist in nationalen, einer europäischen, einer amerikanischen und einer internationalen Vereinigung organisiert. Der Unterschied in den beiden medizinischen Richtungen, Schulmedizin und Chiropractic, liegt nicht in einer unterschiedlichen Anzahl von Unterrichtsstunden in Anatomie, Pathologie oder Physiologie, denn die Lehrbücher sind die gleichen und auch die Examensfragen unterscheiden sich nicht.

Die Ausbildung zum »Doctor of Chiropractic« hat Universitätsniveau.

Der wesentliche Unterschied liegt in der Betrachtungsweise des menschlichen Körpers:

- Für die allopathischen (schulmedizinischen) Ärzte liegt der Schlüssel zur Gesundheit in der Chemie, daher die Anwendung von Medikamenten, Drogen und Wundermitteln, die die Gesundheit wiederherstellen sollen.

Schulmedizin und Chiropractic unterscheiden sich in der Betrachtungsweise des Körpers.

- Für die Doktoren der Chiropractic kann sich Gesundheit nur dann wieder einstellen, wenn der Körper in seinem Inneren gut funktioniert. Denn es ist das Nervensystem, das mit Hilfe der angeborenen Intelligenz des Körpers, die Homöostase, und damit die Gesundheit erhält.

*Die Schulmedizin
versucht, das
Monopol im
Gesundheitswesen
zu behalten*

Die Idee einer einzigen medizinischen Richtung, die
sich allein auf die Chemie gründet, kann man mit einem einzigen Fernsehsender vergleichen, der für
Millionen von Fernsehzuschauern jeden Abend um
acht Uhr die Medienmesse ausstrahlt. Die Schulmedizin funktioniert wie eine Armee, die nicht nur
vollauf damit beschäftigt ist, darüber zu wachen, daß
sie das Monopol über die Gesundheit behält, sondern darüber hinaus vereinfachende, eingeschränkte
und verallgemeinernde Ideen verbreitet, indem sie
zum Beispiel erklärt, es genüge, ein einziges Medikament zu verschreiben, um damit eine Krankheit
zu heilen, deren Ursache allzu oft in der Schwäch-
ung der natürlichen Abwehrkräfte unseres Körpers
liegt, und indem sie die Menschen auf ihre Krankheit
reduziert und allen die gleiche Behandlung zuteil
werden läßt, die über Schmerzen klagen.

Jede Art von Monopolstellung ist gefährlich,
ganz gleich ob es sich um ein Energiemonopol, ein
Nachrichtenmonopol oder das Monopol über die
Gesundheit handelt. Es muß den Zweiflern erlaubt
sein, Zweifel zu hegen, denn Fortschritt ist nur dort
möglich, wo es Unsicherheit gibt, Forschung und
Unzufriedenheit mit bestehenden Ideen und vorge-
fertigten Werten. Die Standardisierung in der Medizin ist zum Scheitern verurteilt, weil sie zu einer Be-
schränkung führt und vereinfacht, während uns die
Natur täglich das lebendige Beispiel einer wundervollen Vielfalt liefert, die Ausdruck ihrer Intelligenz
und des Lebens an sich ist.

Einige »alte« moderne Gedanken

*Der Denkansatz
der Chiropractic
ist revolutionär.*

Die Chiropractic ist eine Revolution, was etymolo-
gisch ein »Wendepunkt« bedeutet, in der Art zu
denken. Darin besteht ihr Wert, das macht ihre
Originalität aus. Als die ersten Chiropractoren den

Atlas (erster Halswirbel) adjustierten und positive
Ergebnisse bei der Behandlung von Störungen und
Schmerzen im Lendenbereich, bei Verdauungsstörungen und Menstruationsschmerzen für sich
reklamierten, da hob das medizinische Establish-
ment die Arme zum Himmel und bezeichnete die
Chiropractoren als Scharlatane und gefährliche
Verrückte. Heute ist die Chiropractic ein anerkannter Berufsstand, dessen Existenzrecht dank
seiner Effizienz anerkannt ist und der respektiert
wird. Während des ganzen ausgehenden zwanzigsten Jahrhunderts hat die Wissenschaft Beweise
dafür erbracht, daß es Wechselbeziehungen gibt,
die auf sehr einleuchtende Weise erklären, warum
eine Bewegungseinschränkung im Gelenk des
zweiten Zehs am rechten Fuß zu Kopfschmerzen
führen kann oder ein Präkontakt der Prämolaren
zu Schmerzen im linken Knie und warum eine
Subluxation des Atlas Schmerzen in der Lumbalre-
gion oder eine Ischiasreizung verursachen kann!
Den Wechselwirkungen im menschlichen Körper
die Türe zu öffnen ist eine Revolution, ein Wendepunkt in der Denkweise, denn seit vielen Jahren
ging es nur darum, den Körper immer weiter zu
unterteilen, um dadurch zu mehr »Wissen« zu ge-
langen. »Wissen« zeugt jedoch nicht unbedingt von
Intelligenz. Es gibt Leute, die über sehr viel Wissen
verfügen, aber nicht intelligent sind, und es gibt intelligente Menschen, die nicht unbedingt viel wissen. Wissen ist linear, eng begrenzt, spezifisch und
eingeschränkt. Es kann die Menschen von sich
selbst überzeugt machen und die Neugier töten.
Intelligenz ist umfassend, tolerant, aufgeschlossen
gegenüber allem. Sie macht demütig und bescheiden.
   Chiropractic ist keine Therapie, sie ist vor allem
eine Philosophie, eine Art und Weise, etwas zu ver-

*Die Chiropractic
ist heute ein
anerkannter und
respektierter
Berufsstand.*

*Chiropractic ist
keine Therapie,
sondern vor allem
eine Philosophie.*

innerlichen. Viele im Gesundheitswesen tätige, die
sich von der Chiropractic angezogen fühlen, lernen
lediglich einige Techniken, einige »Tricks« und
Handgriffe und vernachlässigen diesen so wichtigen
philosophischen Aspekt.

Einige »moderne« moderne Gedanken

Die Therapeuten sind eine bedrohte Spezies. Keine
Art, die vom Aussterben bedroht wäre, denn es wird
immer Unfälle und Notfälle geben, die einen thera-
peutischen Eingriff dringend erforderlich machen.
Bedroht ist sie deshalb, weil eine Therapie definiti-
onsgemäß immer zu spät kommt, denn eine patho-
logische Situation benötigt ja erst einmal Zeit, sich
zu entwickeln. Die Produktion von Aspirintablet-
ten zu erhöhen, um gegen Kopfschmerzen zu kämpfen, ist eine therapeutische Maßnahme. Auch die Erhöhung der Ausgaben für die Polizei, um gegen das
Drogenproblem zu kämpfen, ist eine therapeutische
Maßnahme, die sich mehr und mehr als ein kostspieliger und gefährlicher Fehlschlag erweist. Die
Anzahl der Gefängnisse zu vergrößern ist ebenfalls
eine sehr teure und unwirksame Therapie, denn
trotzdem steigt die Kriminalitätsrate ständig an. Die
Zahl der Krankenhäuser, der verfügbaren Medikamente, der chirurgischen Eingriffe zu erhöhen, kann
zwar manchmal Erleichterung bringen, verbessert
aber nicht das Wohlbefinden unserer Gesellschaft,
die mehr und mehr Medikamente nehmen muß, um
Die Kosten im   überleben zu können, mit der Folge, daß die Ge-
Gesundheitswesen   sundheitskosten mit einer galoppierenden Inflation
schnellen infla-   in die Höhe schnellen. Auch wenn man die Zahl der
tionär in die   Autos und der Telefone erhöht und die industrielle
Höhe.   Produktion steigert, so hat dies nicht unbedingt eine
Verbesserung des Wohlbefindens in unserer Gesell-
schaft zur Folge, so wie die Erhöhung des Arbeits-

losengeldes nicht die beste Möglichkeit zur Bekämpfung der Arbeitslosigkeit ist. Mit anderen Worten: Es ist an der Zeit, Fragen zu stellen. Es ist an der Zeit, Überzeugungen zu ändern, Zweifel zu hegen, neue Ziele zu definieren, eine neue Philosophie zu erarbeiten. Damit unsere Gesellschaft überleben kann, muß sie eine große Anzahl von Wertvorstellungen in Frage stellen, die sich als pathogen erwiesen haben. Wir leben augenblicklich in einer faszinierenden Epoche, denn diese Revolution wird schon in den nächsten Jahren kommen müssen.

Für das Überleben muß die Gesellschaft veraltete Werte in Frage stellen.

Einige Vorboten dieser Entwicklung zeichnen sich bereits ab. Immer mehr Menschen begreifen, daß es an Verrücktheit grenzt, ständig dieselben Gesten zu wiederholen und dabei auf ein anderes Ergebnis zu hoffen. Um ein anderes Ergebnis zu bekommen, müssen wir unser Verhalten ändern. Die Zeit ist reif für einen Wechsel, für Bewegung und alle diejenigen, die blockiert sind und sich nicht bewegen können oder wollen, werden in einer sich ständig wandelnden Gesellschaft über kurz oder lang zu Ausgestoßenen werden. Dies sieht man am Beispiel eines Gelenkes im menschlichen Körper, wo die Unbeweglichkeit einer Verdammung gleichkommt.

Alternativen

Es ist für jeden leicht möglich, eine negative Bilanz unserer Gesellschaft zu erstellen. Es genügt, eine Zeitung in die Hand zu nehmen oder die Nachrichtensendungen im Fernsehen zu verfolgen, um sich darüber klar zu werden, daß unsere Gesellschaft krank ist. In England gibt es Priester, die am Sonntagmorgen in der Kirche über die Liebe Gottes predigen und selbst die ganze Woche über ihre Frau schlagen, was dazu geführt hat, daß sich die Frauen

zu einer Vereinigung zusammengeschlossen haben.
Es gibt Jugendliche, die gegenüber alten Menschen
gewalttätig werden und Alte, die sich an Kindern
vergehen. Politiker, von denen man eigentlich Ver-
antwortungsgefühl erwartet, sind korrupt und arbeiten nur in ihre eigenen Taschen. Pharmafirmen
werden verurteilt, weil sie gefährliche Medikamente
in Million-Stückzahlen verkauft haben und der
Drogenhandel hat sich in wenigen Jahren zur um-
satzstärksten Wirtschaftsbranche entwickelt. 358
Milliardärsfamilien kontrollieren 50% des Reich-
tums in der Welt, während die Kluft zwischen Armen und Reichen immer größer wird und jeden Tag
40.000 Kinder an Unterernährung sterben.

Was hat dies alles mit Chiropractic zu tun? Die
Antwort ist leicht zu geben: Der Doktor der Medizin oder Therapeut ist vor allem mit der Vertreibung
von Schmerzen beschäftigt. Der Arzt der Zukunft
wird es sich nicht mehr leisten können, egal um welchen Preis Schmerzen zu vertreiben, um sich ein
gutes Gewissen zu verschaffen. Die Vielzahl an wissenschaftlichen Entdeckungen muß dazu genutzt
werden, in der Öffentlichkeit auf ein besseres Verständnis der Krankheitsbilder hinzuwirken, damit
die Menschen besser verstehen lernen, was ihnen
Zugang zu Gesundheit und Wohlbefinden verschaffen kann. Der Arzt der Zukunft ist kein Therapeut,
er ist ein Ratgeber. Er darf nicht mehr ein simpler
Chemiker sein, der auf sein Reagenzglas fixiert ist
wie das Kaninchen auf die Schlange. Er muß ein Phi-
losoph sein, ein Freund der Weisheit. Er muß Hu-
manist, Utopist, Träumer und Poet sein statt ein Spe-
zialist. Er ist ein Allgemeinmediziner, der sich
ebenso für die schulischen Leistungen eines Kindes,
für die Arbeitslosigkeit des Vaters, für die Qualität
der Luft und des Wassers, für die Verschmutzung
der Umwelt, die Sicherheit vor Gewalt, die Qualität

*Der Arzt der
Zukunft wird
weniger ein
Therapeut als viel-
mehr ein
Ratgeber sein.*

der Möbel, die Höhe der Häuser und all die anderen Faktoren interessiert, die die Gesundheit und das Wohlbefinden beeinflussen. Es wird immer schwieriger, wenn nicht unmöglich, zu unterteilen, zu trennen, denn alles ist miteinander verbunden. Die Situation am Arbeitsplatz, in den Beziehungen oder der Familie wirkt sich auf die Gesundheit aus. Ein simpler Plattfuß kann zu unerträglichen Nervenschmerzen im Gesicht führen, so daß jemand unzurechnungsfähig wird und seinem Hund einen Tritt verpaßt oder einem Kunden oder seinem Vorgesetzten eine unverschämte Antwort gibt. Da sich die Chiropractic für die Wechselbeziehungen im Körper interessiert, vermittelt sie uns ein besseres Verständnis für die Zusammenhänge, die unser Wohlbefinden beeinflussen. Die Philosophie der Chiropractic ist keine Mode, sie basiert auf den Prinzipien des Lebens und diese sind unsterblich. Diese Prinzipien wurden schon vor mehr als einem Jahrhundert definiert und haben seitdem nichts an Aktualität eingebüßt, ganz im Gegensatz zu den wissenschaftlichen Prinzipien, die, je nach dem Stand der neuesten Forschung, einem ständigen Wandel unterworfen sind. Die kleine Abhandlung Senecas »Über die Kürze des Lebens« ist eine Bibel, die immer noch uneingeschränkte Gültigkeit besitzt, während ein Lehrbuch der Physiologie, das erst vor zwanzig Jahren geschrieben wurde, heute schon belächelt wird, ob seiner Fülle an veralteten Informationen. Ein »modernes« Klinikzimmer der sechziger Jahre, wie man es im Museum der Medizin in London besichtigen kann, wirkt heute schon beängstigend und das gleiche wird mit großer Wahrscheinlichkeit im Jahr 2010 für die Krankenhauszimmer der neunziger Jahre gelten.

Unsere Gesellschaft hat einen falschen Weg eingeschlagen und sich als nicht sehr intelligent erwie-

Die Chiropractic interessiert sich für die Wechselbeziehungen im Körper.

Die Prinzipien der Chiropractic wurden schon vor mehr als einem Jahrhundert definiert.

sen, als sie glaubte, Investitionen in die Wissenschaft seien eine Garantie für Gesundheit, und unser Wohlbefinden hänge vor allem vom wissenschaftlichen Fortschritt ab. Heute wissen wir, daß die Wissenschaft sowohl ein nützliches Werkzeug als auch eine gefährliche Waffe sein kann. Der Unterschied liegt nicht unbedingt in der Wissenschaft selbst, sondern darin, wie die Menschen ihre Erkenntnisse anwenden. Es läßt sich nicht leugnen, daß die Menschen sich dafür entschieden haben, die Wissenschaft vor allem für ihr eigenes Profitstreben einzusetzen oder um ihre Stärke und Macht zu beweisen, statt dem Wohl der Gesellschaft die Priorität einzuräumen.

Die Menschen setzen die Wissenschaft in erster Linie für den eigenen Profit ein

Die Wissenschaft, die von unserer Gesellschaft zu einer Art Religion erhoben wurde, hat es uns ermöglicht, den Mond zu erobern und Waffen zu konstruieren, die stark genug sind, die ganze Erde mit ihren 6 Milliarden Menschen in wenigen Tagen zu zerstören. Sie erweist sich jedoch als unfähig im Kampf gegen die Tatsache, daß es immer noch möglich ist, in Manila ein achtjähriges Kind für zwanzig Dollar zu kaufen. Unsere gesamte Wissenschaft erweist sich als machtlos, wenn es darum geht, in Los Angeles, in Kalifornien, einer der reichsten Städte der Welt, einem sogenannten Paradies, dagegen zu kämpfen, daß 120.000 Kinder zwischen acht und zwölf Jahren auf der Straße leben, keine Familie haben und sich mit Prostitution und Diebstählen die Mittel verschaffen, die sie zur Befriedigung ihrer Drogenabhängigkeit benötigen. Durch eine nicht zu leugnende Globalisierung kann sich das Geschehen in Tschernobyl genauso auf unser Leben auswirken wie die Ereignisse in Zaire oder Los Angeles. Wir sitzen alle im gleichen Boot, die Welt schrumpft, schneller als es unserer Vorstellung entspricht, zu einer gigantischen Megapole zusammen, deren verschiedene Stadtteile

die Kontinente sind, die untereinander in ständigem
Kontakt stehen, wo Informationen sich mit Lichtgeschwindigkeit verbreiten, wo die unbedeutendste
Information für jeden Menschen zu einer Entscheidung über Leben und Tod werden kann. Die Nachrichten sind nicht mehr ein Moment zum Ausspan-
nen, am Abend in der Familie. In nur wenigen Jahren
ist die Information zu einer Handelsware geworden,
die man kaufen und verkaufen kann, die das Leben
und das Überleben bestimmt. Die logische Schlußfolgerung hieraus ist, daß auch die Information unsere Gesundheit und unser Wohlbefinden beeinflußt.

*Information
beeinflußt
Gesundheit und
Wohlbefinden. Im
menschlichen
Körper bestimmt
die Information
über das Leben.*

So wird es plötzlich unmöglich, nicht die Paralle-
len zu sehen zwischen dem menschlichen Körper
und der Welt, in der wir leben. Im menschlichen
Körper bestimmt die Information über das Leben.
Unsere Sinne stellen den Kontakt zu unserer Umwelt her, unsere Füße registrieren das kleinste Steinchen auf dem Weg. Der zarteste Duft, der leiseste
Lufthauch, das kleinste Krümelchen Brot führen zu
komplexen physiologischen Reaktionen. Die verschiedenen Körperteile sind untereinander in ständigem Kontakt, um sich an jede Situation so gut wie
möglich anpassen zu können. Während die wissenschaftlich geschulten Doktoren, Chemiker, Mecha-
nisten und Psychologen sich weiterhin untereinander bekämpfen, um die Spektren ihrer Macht besser
gegeneinander abzugrenzen, funktioniert der
menschliche Körper wie eine intelligente, gut organisierte Einheit, ohne Barrieren zwischen den Muskeln, den Knochen, den Nerven und den Gefühlen,
ohne eine wirkliche Hierarchie oder Machtvertei-
lung, denn selbst der kleinste Teil spielt für das gute
Funktionieren des Ganzen eine entscheidende
Rolle. Wer hat im menschlichen Körper das Sagen?
Das Nervensystem? Das Herz? Die Knochen? Im

Augenblick ist es gerade in Mode – aber auch die ist
schon fast wieder überholt – zu glauben, es seien die
Gene. Manche wiederum sind der Meinung, es seien
die chemischen Botenstoffe, die die Gehirnfunktio-
nen steuern, z. B. Enzyme, die im Stoffwechsel ge-
bildet werden, also aus der Nahrung stammen. Es
spiele aber auch eine Rolle, wie diese Nahrung indi-
viduell verwertet wird und dies ist wiederum davon
abhängig, ob man alleine oder gemeinsam mit anderen ißt, in guter oder in schlechter Gesellschaft, ob
man schnell ißt oder langsam, mit guten Zähnen
oder einer schlechten Prothese und ob im Stehen
oder im Sitzen.

Die Schlußfolgerung hieraus ist, daß alles eine
Wirkung auf alles hat, früher oder später, nichts
bleibt ohne Folgen, denn schon das kleinste Lächeln
oder die leiseste Luftbewegung können sich auf die
ganze Welt auswirken.

*Die
»Chaostheorie«
ist die größte
wissenschaftliche
Entdeckung des
20. Jahrhunderts*

Diese Idee ist die größte wissenschaftliche Entdeckung des zwanzigsten Jahrhunderts. Die Wis-
senschaftler haben ihr den Namen »Chaostheorie«
gegeben. Was in unseren Vorstellungen als chaotisch
erscheint, arbeitet nach einem höheren Ordnungs-
system, das unsere begrenzte Vorstellungskraft
übersteigt. Die Chaostheorie ermöglicht es uns, die
Natur und den menschlichen Körper aus einem ganz
anderen Blickwinkel zu sehen. Wird man nun vielleicht begreifen, daß die Mandeln in unserem Rachen sich nicht nur deshalb entzünden, damit sie
dann von einem Chirurgen entfernt werden können? Die wissenschaftliche Mode der Mandelopera-
tionen hat sich überlebt.

Wir erkennen nun auch, daß ein so bekanntes Pro-
dukt unserer Wissenschaft wie das DDT ein Irrweg
war, denn es hat ein Millionen Jahre altes natürliches
Gleichgewicht zerstört, indem es das Wasser ver-
seucht hat, und bedroht so Millionen von Menschen-

leben. Weg mit dem DDT, die Mode DDT existiert nicht mehr. Auch die 400 Kernkraftwerke in der ganzen Welt sind eine Ketzerei, eine kostspielige, gefährliche, hochmütige Mode, der Beweis hierfür liegt darin, daß sich alle Länder der Welt heute einig darüber sind, keine weiteren Atommeiler mehr zu errichten. Die Gefahr, die von den bereits bestehenden ausgeht, existiert jedoch weiter nicht nur für uns, sondern auch für eine große Zahl kommender Generationen. Mit unseren besten Wünschen.

Wozu all diese allgemeinen Betrachtungen, wo es doch um Chiropractic gehen soll?

Weil die Chiropractic eine Kunst ist, eine Wissenschaft und eine Profession. Weil die Doktoren der Chiropractic nicht einfach mechanische Therapeuten sind, die sich mit dem Schmerz oder der Wirbelsäule beschäftigen. Die Doktoren der Chiropractic sind verantwortungsvolle Fachleute, die in erster Linie damit beschäftigt sind, allen Menschen dabei zu helfen, daß ihr Körper besser funktionieren kann. Unsere Mission geht weit über die Behandlung von Rückenleiden hinaus, wir wollen das Wohlbefinden der ganzen Welt verbessern. Es ist an der Zeit, die Gesundheit mit neuen Augen zu betrachten und mit mehr Intelligenz. Warum sollte man sich für das Wohlbefinden der Welt interessieren? Ist das nicht eine Utopie? Nein, dies ist keine größere Utopie als die zu glauben, Südafrika könne ohne Apartheid leben, nicht utopischer als zu glauben, man könne Bilder mit Lichtgeschwindigkeit um die Welt schicken, nicht utopischer als ein Telefongespräch zwischen Kinshasa und New York, nicht utopischer als eine Atlantiküberquerung in drei Stunden oder in einem Ruderboot in ein paar Tagen, nicht utopischer als zu glauben, ein Mensch könne je die 100 m in weniger

Die Chiropractic ist eine Kunst, eine Wissenschaft und eine Profession.

Ziel der Chiropractic ist es, das Wohlbefinden der ganzen Welt zu verbessern.

Das Einhalten einer gesunden und intelligenten Lebensweise ist besser als Organtransplantationen.

als 10 Sekunden laufen. Die Welt von morgen wird denjenigen gehören, denen es gelingen wird, aus ihren Träumen Wirklichkeit werden lassen. Zugegeben, dies ist eine schwierige Aufgabe, die man nicht mit einem Wundermittel lösen kann, nicht mit einem neuen Supervalium, denn die Lösung besteht darin, daß der Körper jedes Menschen optimal arbeitet. Statt die Zahl der Gefängnisse zu erhöhen, sollte man den Menschen helfen, damit sie gar nicht erst kriminell werden, statt Sonderschulen für Kinder mit Schulschwierigkeiten zu bauen, ist es wichtig, den Kindern von Geburt an das Recht auf ein gutes Funktionieren ihres Körpers einzuräumen. Statt sich auf Organtransplantationen zu verlassen, sollte man seinen Organen Respekt entgegenbringen, indem man eine gesunde und intelligente Lebensweise einhält. Anstatt laufend die Zahl der Polizisten zu erhöhen, muß man den Jugendlichen klar machen, daß die Droge eine Flucht nach vorne ist, die lediglich ins Unglück und einen vorzeitigen Tod führt, daß man, statt nur an sein eigenes Wohlergehen zu denken, an die anderen denken sollte, nicht weil dies moralisch besser ist, sondern weil das Wohlbefinden der anderen sich auf das eigene Wohlbefinden auswirkt, daß man statt der Passivität die Aktivität wählen muß.

Therapie ist aus ökonomischer Sicht zu einem Luxusgut geworden und zwar in einem solchen Ausmaß, daß manche Regierungen bereits damit begonnen haben, eine Gesundheitspolitik zu betreiben, die in gefährlicher Weise an ökonomischen Gesichtspunkten ausgerichtet ist. Therapie ist eine Flucht nach vorn, die immer höhere Kosten verursacht, denn die Krankheiten leben, sie durchlaufen Zyklen, die uns derzeit noch chaotisch erscheinen, wir wissen jedoch bereits, daß sie nicht dem Zufall unterliegen. Die Lebensgewohnheiten unserer Ge-

Therapien verursachen ständig wachsende Kosten.

sellschaft sind pathogen, und es ist höchste Zeit, die Gründe für diese Entwicklung zu betrachten, statt sich in erster Linie auf die Bekämpfung der Folgen zu beschränken. Denn ist es nicht sinnvoller, bei einem leckgeschlagenen Boot nach dem Loch im Rumpf zu suchen und es zu verschließen, als ständig das eindringende Wasser herauszuschöpfen? Zu glauben, die Größe des Lecks habe keine Bedeutung, da das System zum Leerpumpen immer leistungsfähiger werde, erweist sich nun als ein Irrglaube unserer Epoche. Die Chiropractic eröffnet die Möglichkeit, einen Menschen in seiner Gesamtheit zu betrachten, zukünftige Krankheiten zu erkennen, bevor sie ausbrechen, allen Menschen zu helfen, sich in ihrem Körper wohler zu fühlen und sich dadurch besser selbst zu verwirklichen und ein besseres Verständnis für ihre Umwelt zu entwickeln. Dies macht sie zu einem Gesundheitsberuf von entscheidender Bedeutung und ich wünschte, daß ihr der Platz eingeräumt würde, der ihr zusteht, damit Millionen von Menschen durch sie den Zugang zu Gesundheit und Wohlbefinden finden könnten.

Die Chiropractic eröffnet die Möglichkeit, einen Menschen in seiner Gesamtheit zu betrachten.

Zur Situation der Chiropractic in Deutschland

In Deutschland, einem Land mit einer sonst so vorbildlichen Administration, herrscht für die Chiropractic die totale Desorganisation. Eigentlich gibt es hier gar keine Chiropractic, denn es gibt keine adäquate Ausbildung dafür. Damit befinden wir uns in einem Teufelskreis, denn es ist unmöglich, eine Ausbildung für etwas zu schaffen, für das es keine gesetzliche Basis gibt. Andererseits muß man Heilpraktiker oder Orthopäde sein, um die »Chiropractic« oder »Chirotherapie« ausüben zu

In Deutschland gibt es für die Chiropractic bislang keine adäquate Ausbildung

dürfen, für deren Ausbildung nicht einmal ein
»Doctor of Chiropractic« verantwortlich zeichnet.
Anders ausgedrückt: Nach deutschem Recht
genügt es Heilpraktiker zu sein, um die Chiropractic anwenden zu dürfen, die es in Deutschland gar
nicht gibt. Um die Verwirrung vollständig zu ma-

*Die
Krankenkassen
bezahlen
Chiropractic nur,
wenn sie von
einem Schul-
mediziner aus-
geübt wird.*

chen, bezahlen die privaten Krankenversicherun-
gen die Chiropractic von Ärzten und praktizieren-
den Heilpraktikern. Die Krankenkassen bezahlen
Chiropractic nur, wenn sie von einem Arzt ausgeübt wird, sie zahlen jedoch nicht, wenn dies ein
Doktor der Chiropractic tut. Warum? Dies bleibt
ein Geheimnis.

Wer unterrichtet die Heilpraktiker und Ärzte in
Chiropractic? Auch dies bleibt ein Geheimnis, für
das sich weder das Gesundheitsamt, noch das Ord-
nungsamt, noch das Bildungsministerium interessieren. Daß sich die Patienten in die Hände von Personen begeben, deren Ausbildung in keiner Weise
abgesichert ist, scheint niemanden zu interessieren.

Diese absurde Situation resultiert aus einem veralteten Gesetz von 1939, das unnötigerweise Millionen von Menschen Garantien für ihre Gesundheit,
auf die sie ein Recht haben, vorenthält. Diese weltweit einmalige Situation in Deutschland reduziert
die Chiropractic auf eine Technik, die sich in einem

*Chiropractic ist ein
Heilberuf, der
nicht in kurzer
Zeit nebenher
erlernt werden
kann.*

Hinterzimmer, in einer knappen Woche, in ein paar
Stunden oder Wochenenden verkauft, während es
sich in Wahrheit um einen echten Heilberuf handelt,
dessen wirkliche Bedeutung sich in den nächsten
Jahren zwangsläufig herausstellen wird.

Ein anderer bemerkenswerter Gesichtspunkt:
Wie ist es möglich, daß am Vorabend des 21. Jahrhunderts, einer Epoche, in der sich Informationen
mit einer solch hohen Geschwindigkeit verbreiten,
eine verantwortungsvolle Regierung weiterhin die
Existenz eines Berufes im Gesundheitswesen igno-

rieren kann, dessen Nutzen für die Bevölkerung in den Nachbarländern anerkannt und gesetzlich verankert ist? Die Doktoren der Chiropractic sind in Dänemark, Finnland, Schweden, Großbritannien, Norwegen und in der Schweiz gesetzlich anerkannt. Wie kann da ein Gesundheitsministerium die Augen davor verschließen, daß es einen Berufsstand im Gesundheitswesen gibt, dessen Behandlungsmethoden in den direkten Nachbarländern von 93% der Patienten als erfolgreich anerkannt werden.

Chiropractic ist in einigen europäischen Ländern nach großen Erfolgen bereits gesetzlich anerkannt

Diese Haltung führt dazu, daß man sich die folgenden Fragen stellt:

Setzt sich das Gesundheitsamt wirklich für die Gesundheit der Bevölkerung ein?

Oder ist es nicht eher mit der Erhaltung der Gesundheit einer Lobby von Ärzten oder Heilpraktikern befaßt?

In der Industrie wäre eine solche Situation undenkbar. Oder würde man dort die Autos weiterhin mit Holzrädern ausstatten, wenn die Nachbarn bereits die pneumatischen Gummireifen entdeckt hätten? Trotz aller Reden und Versprechungen ist es offensichtlich, daß die Gesundheit hier nicht den Vorrang hat.

Im Namen der Menschen in Deutschland stelle ich folgenden Antrag:

- Wir fordern die Anerkennung der Chiropractic als einen medizinischen Beruf, der eigenständig tätig werden darf.
- Wir fordern die Anerkennung des Diploms eines »Doctor der Chiropractic«, wenn es von einer gesetzlich anerkannten Schule in einem der Länder, in denen die Chiropractic bereits legitimiert ist, verliehen wurde.
- Wir fordern eine Ausbildungsordnung für die

Chiropractic in Deutschland, die von Doktoren der Chiropractic erstellt wird.

■ Wir fordern die Einrichtung einer Chiropractorenkammer, die die Qualität der professionellen und ethischen Werte garantieren soll.

■ Wir fordern die Mitgliedschaft der neu zu gründenden »Deutschen Chiropractorenkammer« in den europäischen und internationalen Chiropractic-Organisationen.

Die gesetzliche Verankerung der Chiropractic in Deutschland liegt ausschließlich in öffentlichem Interesse.

■ Wir schlagen eine enge Zusammenarbeit mit der Ärztekammer und den Ärzten vor und zwar auf der Grundlage wissenschaftlich anerkannter Kriterien, damit frei von allen lobbyistischen Interessen deutlich wird, daß diese Vorschläge in rein öffentlichem Interesse liegen.

Ich verfolge mit diesem Buch keinen persönlichen Vorteil, sondern ich setze mich lediglich dafür ein, daß jeder Mensch, der leiden muß, den ihm zustehenden Respekt und die Aufmerksamkeit erhält, die er verdient.

Jean-Paul Pianta

Vorwort

Als Kind in der Grundschule wurde ich Makkaroni
oder Spaghetti genannt. Aufgrund meines Namens
Jean-Paul Pianta wurde vermutet, daß ich italieni-
sche Verwandtschaft haben müßte. Meine guten
Freunde waren aber sorgfältig aufgeklärt und wuß-
ten, daß ich ein echter Franzose bin.

Als Zwanzigjähriger wurde ich »Froggie« genannt. Den jungen Frosch konnte man gegen drei
Uhr morgens in einem leeren Supermarkt finden. In
den sechziger Jahren war meine Nachttätigkeit
äußerst wichtig für Amerikas »Bubble Gum Gene-
ration«. Ich war dafür zuständig, die Kaugummis
von den Fußböden zu entfernen.

Am 27. März 1971, als ich sechsundzwanzig war,
hatte ich mein Studium am Palmer College of Chiropractic in Davenport, Iowa, abgeschlossen. Mein
Diplom wurde mir in Form einer mit einer roten
Schleife zusammengebundenen Rolle überreicht.
Damit dieser Tag für mich unvergeßlich bleiben
sollte, mußte ich eine lange schwarze Robe tragen
und einen Hut mit vier Ecken, von dem ein Bommel
ständig vor meinen Augen hin und her tanzte.

Jean-Paul Pianta studierte am Palmer College of Chiropractic in Davenport, Iowa

Mit Vierzig wurde ich mit »Doc« angesprochen.
Ein Goldbesteck in der Hand, saß ich am Tisch eines
der reichsten Männer der Welt, des Sultans von Bru-
nei. Die Gerichte wurden von Dienern serviert, die
sich nur auf Knien fortbewegten und nicht wagten,
ihrem Herrn und Meister auch nur einen Augenblick den Rücken zuzukehren.

Während ich als Privatarzt mehrfach um die Welt
reiste, formulierte ich Diagnosen und behandelte
Tausende von Patienten, viele berühmte Persönlich-
keiten, darunter etwa fünfzehn Staatschefs, Leute
aus Sport, Kunst und Wirtschaft, die Sie genauso gut

kennen wie ich, weil Sie sie im Kino, Fernsehen oder auf den Titelblättern der Illustrierten sehen.

Es ist ein eigenartiges Gefühl, wenn am Flugzeug eine schwarze Limousine wartet, die an Zoll und Polizei vorbei direkt zum königlichen oder Staatschefpalast fährt. Es geht nicht darum, ein ärzliches Attest auszustellen oder Arbeitsunfähigkeitsbescheinigungen zu unterschreiben. Unter den mißtrauischen und zweifelnden Blicken der einheimischen Ärzte geht es ausschließlich darum, ein positives Ergebnis zu erzielen.

Chiropractic wird in der Öffentlichkeit noch immer häufig kritisiert.

Ich habe das Glück oder Unglück gehabt, einen Beruf auszuüben, der in der Öffentlichkeit oft kritisiert wird, weil er schlecht verstanden wird, am häufigsten von denen, die Chiropractic am wenigsten kennen.

Etwas widersprüchlich ist es, daß ich meinen heutigen Beruf drei Professoren der französischen Medizin verdanke. Der erste lehrte Rheumatologie und sagte: »Osteopathen, Chiropractoren und Scharlatane dieser Art, die behaupten, mit Rückenproblemen Erfolg zu haben, sollte man gewaltig bekämpfen.«

Lumbalgien, die sich nicht mit Spritzen besserten, waren seiner Meinung nach nur bei faulen Leuten anzutreffen oder bei Fällen für die Psychiatrie.

Den zweiten, einen Orthopäden in Berck Plage, Nordfrankreich, dessen Arbeit darin bestand, Kinder mit Skoliose einzugipsen, fragte ich, ob es nicht irgendwo in der Welt eine Alternative zu dieser mühsamen Behandlung der Kinder gäbe. »Amerika« war seine Antwort.

Der verängstigte Blick eines Kindes, das zum Gips oder zur Schiene verurteilt ist, nur mit hypothetischer Aussicht auf Erfolg, hat sich mir bis heute ins Gedächtnis eingeprägt. Ich war damals zwanzig,

recht idealistisch, als ich schwor, mein Leben mit
dem Versuch zu verbringen, Kindern, Frauen und
Männern mit allen mir zur Verfügung stehenden
Mitteln zu helfen.

Der dritte Professor, dem ich meinen Beruf verdanke, war damals der größte und berühmteste Orthopäde Frankreichs. Über den Rücken, sein Spezi-
algebiet, schrieb er:

»Das Iliosakralgelenk (Kreuzdarmbeingelenk)
ist unbeweglich. Um es zu bewegen, müßte man an
beiden Seiten je ein Pferd festbinden und sie dann mit
der Peitsche antreiben.«

Da ich kein Pferd hatte, setzte ich mich in das erste Flugzeug nach Chicago. In Amerika bewegten
sich die Kreuzdarmbeingelenke schon. Lächelnd
erklärte ein junger Professor, man müßte den
Leichnam von einem lebenden Körper unterscheiden. Bewegung findet überall statt, sei es bei den
Schädelknochennähten, den Zähnen, die bei jedem
Laut vibrieren, oder selbstverständlich beim Iliosakralgelenk. Ich beschloß, dort zu bleiben, um über
die Gelenkbeweglichkeit, die in Frankreich nicht
existierte, mehr zu erfahren.

1971, einige Wochen vor dem Schlußexamen, er-
hielt ich einen Brief von meinen Eltern. Im Briefum-
schlag war ein Presseartikel mit der Aussage, daß
neue Forschungsmöglichkeiten deutlich Beweglichkeit am Iliosakralgelenk nachwiesen. Diese Entdeckung war demselben Professor zu verdanken,
der fünf Jahre zuvor zwei Pferde dafür brauchte. Da
habe ich erkannt, daß man ohne Zweifel mit dem
Flugzeug viel Zeit sparen kann.

Von Wirbelsäulenbeschwerden hört man täglich,
sei es bei der Arbeit, im Supermarkt, beim Zeitungs-
verkäufer, Apotheker, beim Masseur, Orthopäden
oder beim Chiropractor. Diese Beschwerden werden auch in Alltagsgesprächen zu Hause erwähnt.

*Die USA waren
Anfang der 70er
Jahre führend in
der Erforschung
der Gelenk-
beweglichkeit*

*In der Öffentlich-
keit herrscht
Unsicherheit
darüber, was die
Ursachen für
Rücken-
beschwerden sind.*

Einige meinen, die Rückenschmerzen kämen von den Wirbeln, die zu allem fähig seien: zu blockieren, sich auszurenken, sich zu verrenken, sich zu verschieben, sich zu verklemmen usw. Andere sagen, die Wirbel selbst hätten nichts damit zu tun, sondern die Bandscheiben seien die Ursache für die schrecklichen Schmerzen, die uns zu Invaliden machen können.

Unser Rücken hat »starke Schultern« oder »breite Schultern«, wie die Franzosen sagen; von allen möglichen Seiten wird er geröntgt, liegend, stehend, nach vorne gebeugt, nach hinten gebeugt, von der rechten Seite, von der linken Seite. »Jetzt können Sie wieder atmen.« Man betastet, massiert, manipuliert, magnetisiert, infiltriert, punktiert, man wendet Hitze, Kälte, Ultraschall, elektrischen Strom, Laserstrahlen, Meeresalgen, Meerwasser, Quellwasser, Sitzbäder, Schlamm, Pflanzen, Nadeln, Kristalle, Ringe und Halsketten an. Jeder scheint ein unfehlbares Rezept zu haben, um endlich die Wirbelsäule zum Schweigen zu bringen, die immer noch nicht aufhört, sich zu beklagen. Es mangelt weder an Rezepten noch an Köchen, alles ist erlaubt. Wir erleben eine Art ständiger Kriegserklärung gegen die Wirbel und ihre Bandscheiben. Es herrscht allseitige Verwirrung. Der Mensch ist ein »Wirbeltier«, das seine Wirbel beschimpft, sie für seine Schmerzen verantwortlich macht und schließlich nicht mehr weiß, an wen er sich wenden soll, um seine Schmerzen zu lindern und das Übel loszuwerden.

Auf der einen Seite stehen Menschen, die an ihrer Wirbelsäule leiden; bei ihnen viele Menschen, weil sie vom Leiden leben, eine große Anzahl hochqualifizierter, hochgerüsteter Experten, die über Medikamente verfügen, über Laserstrahlen, Arbeitsunfähigkeitsbescheinigungen, Computer- und Kernspintomographie und Mikrochirurgie.

Auf der anderen Seite stehen 24 Wirbel und 23 Bandscheiben, die in Artikeln, Büchern und Gesprächen kritisiert, beschimpft, beschuldigt und verflucht werden.

Der Kampf ist allzu ungleich. Dieses Buch könnte ein Plädoyer für die Wirbel und die Bandscheiben sein, damit es ihnen künftig besser geht, und der Rücken endlich Frieden finden kann.

Nach zwanzig Jahren Praxis ist meine Neugierde nach wie vor ungebrochen. Jedes Individuum ist einzigartig auf dieser Erde, jeder leidende Mensch ist ein Rätsel, das es zu lösen gilt, eine immer wieder neue Situation, die man versuchen muß, zu verstehen. Daher fällt es mir schwer, mich einem Gesundheitssystem anzuschließen, das für alle Patienten, die die gleichen Symptome aufweisen, ein und dieselbe Standardbehandlung vorsieht.

In einer Zeit, in der Europa entsteht, in der die Grenzen zwischen den Ländern fallen und die Welt ein Kommunikationsnetz aufbaut, das an das Nervensystem eines gigantischen Organismus erinnert, erscheint die Alleinherrschaft der konventionellen Medizin ebenso anachronistisch wie ein Fernsehsender, dem man die Veröffentlichung aller Informationen in einem ganzen Land anvertrauen würde.

Die Chiropractic ist nicht nur eigenständig im Gesundheitswesen, sondern in diesem Rahmen ist sie der Beruf der Zukunft. Die Zeit ist gekommen, den vollen Wert einer Medizin anzuerkennen, die nicht verbissen gegen die Selbstheilungskräfte des menschlichen Körpers ankämpft, sondern als alternative, ganzheitliche, sanfte, umfassende, wissenschaftlich fundierte Medizin in der Lage ist, den Einzelmenschen zu respektieren.

Ich möchte versuchen, falsche Vorstellungen überwinden zu helfen. Ob arm oder reich, bescheiden oder der Mächtigste auf Erden, das Leben gibt

Die Chiropractic ist der Beruf der Zukunft im Gesundheitswesen

*Chiropractic ist
eine moderne
Wissenschaft im
Gesundheitswesen.*

jedem Menschen das Recht auf die gleiche Achtung und die gleiche Aufmerksamkeit.

Ich spreche mit diesem Buch für keinen Club, für keinen Verein und für kein Syndikat. Ich wünsche nur, dem Versprechen treu zu bleiben, das ich vor 25 Jahren gegeben habe: Über die Stars und Staatschefs hinaus möchte ich, daß vielen Menschen der Zugang zur Gesundheit über diese moderne Wissenschaft möglich gemacht wird, und daß Kinder, Frauen und Männer frei und harmonisch in ihrer Umwelt leben können.

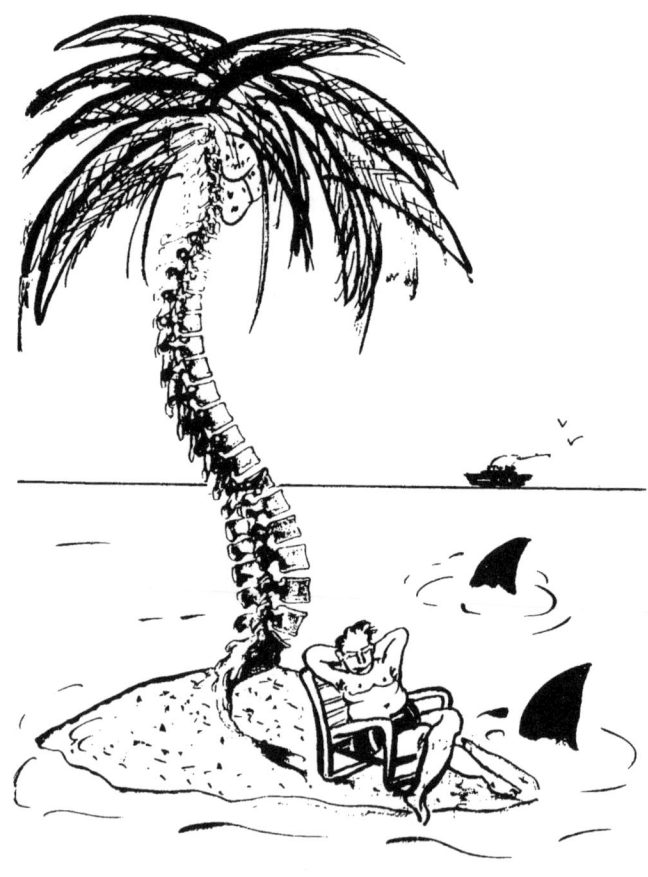

Kapitel 1

Ein neues Verständnis des menschlichen Körpers

Tchouang-Tsen erzählt von einem Gespräch von vier Taoisten:

»Wer kann aus dem Nichts seinen Kopf machen, aus dem Leben seine Wirbelsäule und aus dem Tod sein Gesäß? Wer weiß, daß Leben und Tod, das Bewußte und das Unbewußte ein einziger Körper sind? Auf wen dieses zutrifft, dessen Freund werde ich sein.«

Die vier sahen sich lachend an. Keiner von ihnen fühlte in seinem Herzen etwas dagegen sprechen, und sie schlossen Freundschaft.

Kristoffer Schipper.
Le corps taoïste (Ed. Fayard, Paris)

*Es ist nicht so sehr das Wissen, das leitet, eher das
Unwissen, das Neugier und Forschergeist antreibt.
Während das Wissen durch unsere Fähigkeit zu lernen (lateinisch ap-prendere, an-nehmen) begrenzt
ist, könnte das Verständnis (lateinisch cum-prende-
re, mitnehmen) ein Mittel sein, die Verwirrung zu
bekämpfen, indem es uns von einschränkenden
Grenzen, Meinungen oder Vorurteilen befreit.*

A. Der Körper

*Die meisten
Nervenzellen des
Menschen befin-
den sich in der
Großhirnrinde.*

Der menschliche Körper besteht aus 206 Knochen,
650 Muskeln, 68 Gelenken, 10 hoch 11 Nervenzellen – 10 hoch 10 befinden sich allein in der
Großhirnrinde. Ein Reiz rast mit einer Geschwindigkeit von 128 Metern pro Sekunde durch die
Nervenbahn. Der menschliche Körper ist eine organisierte Verbindung von 5 x 10 hoch 25 Atomen,
und er funktioniert ...

B. Die Physik

*Der kleinste
Baustoff des
Menschen ist das
Atom, das sich aus
Elektronen,
Protonen und
Neutronen zusam-
mensetzt.*

Der Mensch besteht aus Atomen, und jedes Atom
wiederum setzt sich aus Elektronen, Protonen und
Neutronen zusammen. Die Wissenschaft hat versucht, die Bestandteile des Atoms zu studieren und
zu definieren:

»Subatomare Teilchen sind also keine ›Dinge‹,
sondern Verknüpfungen zwischen ›Dingen‹, und
diese ›Dinge‹ sind ihrerseits Verknüpfungen zwischen anderen ›Dingen‹, und so fort. In der Quan-
tentheorie langt man niemals bei ›Dingen‹ an, man
hat es immer mit Geweben von Wechselbeziehungen zu tun.

...Wir finden keine isolierten Grundbausteine,
sondern vielmehr ein kompliziertes Gewebe von

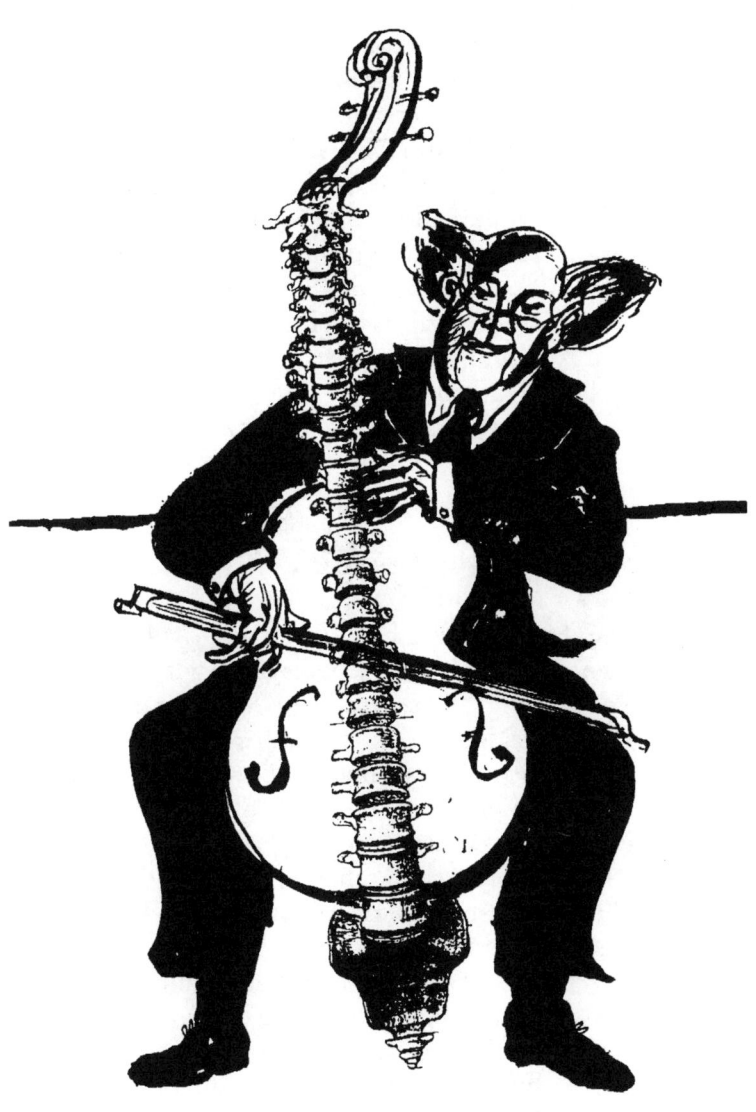

Beziehungen zwischen den verschiedenen Teilen eines einheitlichen Ganzen.

...Die subatomaren Teilchen – und somit letztlich alle Teile des Universums – können nicht als isolierte Einheiten verstanden werden, sondern lassen sich nur durch ihre Wechselbeziehungen definieren.

...Gregory Bateson hat sogar gemeint, man sollte Zusammenhänge als Grundlage für alle Definitionen benutzen und dies den Kindern schon in der Volksschule beibringen. Jedes Ding, meint er, sollte nicht durch das definiert werden, was es an sich ist, sondern durch seine Zusammenhänge mit anderen Dingen.«
(Fritjof Capra, Wendezeit, dtv 1991, S. 83 f.)

C. Wenn der Körper der Physik begegnet

Die Menschen haben durch die Aufteilung des menschlichen Körpers, der ja lange wie eine einfache Verbindung verschiedener Strukturen gesehen wurde, geglaubt, daß es durch Studieren jeder einzelnen Struktur gelingen könnte, das unendlich Kleine zu isolieren, um schließlich das Geheimnis des Lebens zu ergründen.

Die Bestandteile des Körpers lassen sich nur durch die Verbindungen und Beziehungen mit anderen Bestandteilen verstehen.

Die Wissenschaft scheint jedoch die Grenzen der Teilbarkeit erreicht zu haben, und die Bestandteile des Atoms erteilen uns eine Lehre, die recht nützlich für eine neue Sichtweise des menschlichen Körpers sein könnte! Die Bestandteile des Körpers sind in Wirklichkeit Abstraktionen, die sich nur durch die Verbindungen und Beziehungen, die sie mit anderen Bestandteilen eingehen, definieren lassen. Anders gesagt bedeutet das eine Rückkehr zum Ausgangspunkt, weil das Verständnis des unendlich Kleinen nur über ein Verständnis des Ganzen geht, also durch das Studium des Globalen, nicht mehr mit Hilfe eines Mikroskops, sondern mit Hilfe eines »Makroskops«.

Um die Leber verstehen zu können, ist es vielleicht nötig, auch Magen, Nieren, Wirbelsäule oder Füße zu betrachten. Zum Verständnis der Wirbelsäule könnte es erforderlich sein, Füße, Verdauung oder Zähne zu untersuchen. Es geht also nicht mehr ums Teilen, um zu regieren, oder ums Teilen, um zu verstehen, sondern im Gegenteil darum, die Wechselbeziehungen zwischen den Strukturen zu untersuchen. Die Molekularbiologie zeigt, daß die Organismen den üblichen physikalischen Gesetzen folgen. Das Geheimnis des Lebens steckt also nicht in einer dunklen Kraft, die auf geradezu magische Weise ein Teilchen Materie belebt, sondern es steckt in der Komplexität der Wechselbeziehungen und Verbindungen sowie der gegenseitigen Abhängigkeiten.

Der lebende menschliche Körper ist, mit den Worten des Physikers Fritjof Capra, »ein kompliziertes Gewebe von Beziehungen zwischen den verschiedenen Teilen eines einheitlichen Ganzen«; er ist keine Maschine, die je nach medizinischer Fachrichtung zerlegt werden kann.

Ein neues Verständnis des menschlichen Körpers besteht in einer Betrachtung und Untersuchung der Wechselbeziehungen und Verbindungen sowie der gegenseitigen Abhängigkeiten, die zwischen den verschiedenen Strukturen des Organismus bestehen. Während ein isoliertes Phänomen chaotisch und völlig unverständlich erscheinen konnte, interessiert sich die neue Wissenschaft für die Phänomene der gegenseitigen Abhängigkeiten. So entdeckte die Mikrobiologie bei der Untersuchung der Neurotransmitter mögliche Zusammenhänge zwischen der Ernährungsweise und den Gefühlen. Aus einer eher statischen wird eine dynamische Wissen-

Die moderne Wissenschaft sucht ein neues Verständnis des Körpers über Zusammenhänge wie beispielsweise Ernährung und Gefühl zu ergründen.

schaft, die sich nicht mehr damit begnügt, einfach zu sein, sondern die auf die Zukunft ausgerichtet ist. Das Unverständliche und Unvorhersehbare kann dann in eine komplexere Organisation eingeordnet werden, und zwar auf eine intelligentere Art und Weise, als unser Geist es bis dahin erfassen konnte. Intelligent sein (intelligere: einsehen, erkennen) würde somit bedeuten, in der Lage zu sein, sich ein Individuum vorzustellen, dessen Geist nicht vom Körper, und dessen Füße nicht vom Kopf getrennt wären, dessen Körper somit auch untrennbar mit seiner Umgebung verbunden wäre.

D. Ein Freund fürs Leben

Eine Aufteilung des menschlichen Körpers führt dazu, daß wir meinen, wir lebten mit einem Körper, der zwar jederzeit eine Panne haben könnte, doch stünde uns in einem solchen Fall auch zum Glück eine moderne Technologie zur Seite, um den defekten Körperteil zu reparieren oder auszuwechseln, so daß wir wieder funktionieren könnten. Der Glaube an eine starke allmächtige Technologie, die fähig ist, die Schäden jedes beliebigen Körperteils zu beheben, wird sorgfältig genährt und propagiert – handelt es sich nicht um einen neuen Sieg der Wissenschaft über Leben und Tod? Ist die Wissenschaft nun in der Lage, den Menschen zu beruhigen, oder beunruhigt sie ihn eher?

Der menschliche Körper ist 24 Stunden am Tag ein unermüdlicher Arbeiter.

Man muß wissen, daß der menschliche Körper selbst über eine Art »Technologie« verfügt. Sie sind also nicht allein, verloren in einer feindlichen Welt. Sie haben einen Freund fürs Leben, einen treu ergebenen Freund, einen unermüdlichen Arbeiter, auf den Sie sich 24 Stunden am Tag unter allen Umständen verlassen können.

Dieser Freund achtet auf Ihre Füße, das kleinste

Steinchen, auf das Sie treten könnten, auf die Luft, die Sie einatmen, auf das, was Sie sehen können und gleichzeitig auf jeden Ihrer Gedanken. Dieser Freund sitzt gewissermaßen hinter einem riesigen Computer und kontrolliert den Säuregrad Ihres Magens, der das Jägerschnitzel verdauen soll, das Sie zu Mittag gegessen haben. Ohne daß Sie sich dessen bewußt werden, überwacht er z. B. die Wassermenge Ihrer Nieren, den Salzgehalt Ihres Blutes, die Anzahl der roten und weißen Blutkörperchen. Dieser Freund ist es, der Sie vor Kälte zittern, niesen oder husten läßt, er ist es auch, der Ihre Körpertemperatur reguliert, entscheidet, sie anzuheben, um ungebetene Eindringlinge zu verbrennen, oder sie konstant hält, egal ob Sie in Zürich oder auf den Karibischen Inseln sind, sei es Januar, Februar, Juli, August ... das ganze Jahr, ein Leben lang.

Ein französischer Physiologe, Claude Bernard, ist diesem Freund schon im 19. Jahrhundert begegnet und hat ihm einen Namen gegeben, den er bis heute trägt. Er nannte ihn »Homöostase« und definierte diesen Begriff folgendermaßen:

> »Sämtliche Lebewesen, so verschieden sie auch sein mögen, haben nur ein Ziel, nämlich, ihre Lebensbedingungen konstant zu halten.«

Die Homöostase existierte schon lange vor Claude Bernards Geburt. Hippokrates benutzte für die Beschreibung dieses ständigen Begleiters folgende von den Römern überlieferte Formulierung: »Vis medicatrix naturae«. Paracelsus sagte lieber »Archeus«, für die Chinesen war es das »Chi«, für die Ägypter das »Ka«, für die Hindus das »Prana«, für die Bewohner Hawaiis das »Mana«, einige Mediziner nennen es die »Heilkraft der Natur« und die Chiropractoren haben den Ausdruck »angeborene

Die Homöostase hilft, die Lebensbedingungen des Körpers konstant zu halten.

*Das Gesetz der
Homöostase
kommt das
gesamte Leben
zur
Anwendung.*

Intelligenz« gewählt. Dank dieses Freundes arbeitet Ihr Körper so gut er kann, um Ihnen zu helfen. Wenn sich Frau Dupont oder Frau Gonzales oder Miss Welt beim Kartoffelschälen leicht schneiden, so ist dieser Freund sofort zur Stelle, um den Schaden zu begutachten und die nötigen Entscheidungen zu treffen; so schnell wie möglich die Blutplättchen zu entsenden, die sich als Klümpchen organisieren, um die Blutung zu stoppen, und gleichzeitig unzählige weiße Blutkörperchen loszuschicken, um die Wunde zu reinigen, das heißt, die Eindringlinge aufzufressen. Diese Aktionen laufen alle ohne Ihre bewußte Beteiligung ab, und diese Tatsache erscheint uns recht vorteilhaft ... Hand aufs Herz, hätten Sie irgendeine Vorstellung von der Anzahl der Blutplättchen oder der weißen Blutkörperchen, die an die Schnittstelle geschickt werden müssen? Sowohl in der Theorie als auch in der Praxis kommt dieses Gesetz der Homöostase bis zum Lebensende zur Anwendung, ob es sich nun um eine winzige Schnittwunde am Finger handelt, einen Sturz aus zehn Meter Höhe oder ein Mittagessen bei McDonalds an der Ecke. Ein wahrhaft treuer Freund, dieser ständige Begleiter, nicht wahr?

E. Das Kommunikationsnetz

Dieser Freund überwacht also Milliarden von Zellen Tag und Nacht, ein ganzes Leben lang, das sind rund 657 000 Stunden. Um diese kolossale Arbeit einzuteilen, besitzt er ein wunderbares Kommunikationsnetz, ohne das kein Überleben möglich wäre. Ihr ständiger Begleiter verfügt über das Nervensystem, um jederzeit über die Vorgänge im menschlichen Körper informiert zu sein. Jede Sekunde rasen Millionen und Abermillionen von Nachrichten wie

elektrochemische Impulse die Nervenbahnen entlang. Im berühmten Ischiasnerv, dem dicksten Nerv
des menschlichen Körpers, bewegen sich diese Impulse mit einer Geschwindigkeit von bis zu 430 km
pro Stunde fort. Jede Information ist lebenswichtig
in dem Sinne, daß sie das Leben mit bedingt; irgendeine Störung im Bereich der Sinne oder der Motorik
kann die Lebensfähigkeit des gesamten Organismus
bedrohen. Ob die Information von Fuß, Hand,
Zunge, Auge, Ohr, Nase, Haut oder Leber ausgeht,
unser Freund wird zunächst von dem Ereignis unterrichtet. Anschließend interpretiert und verarbeitet er die Information, um schließlich die bestmögliche Entscheidung zu treffen.

F. Rund um die Uhr

Der menschliche Körper hat niemals Ferien. Jede
Minute entstehen 200 Millionen Zellen, die die ster-
benden ersetzen, denn jede Zelle hat nur eine be-
grenzte Lebensdauer. Eine Hautzelle kann acht
Stunden, eine Darmzelle eineinhalb Tage leben, eine
Nervenzelle dagegen lebt, solange der Mensch lebt.

Der menschliche Körper ist ständig damit beschäftigt, neue Zellen zu produzieren.

G. Das Nervensystem und sein Schutz

Das Gehirn sammelt und verarbeitet die Informationen. Jeder Körperteil hat seine Entsprechung im
Gehirn. Je empfindlicher ein Körperteil ist, je mehr
Nerven ihn durchziehen, desto bedeutsamer ist
seine Entsprechung im Gehirn. Die Sinnesein-
drücke, die von den Nervenfasern weitergeleitet
werden, werden in den entsprechenden Zentren der
Großhirnrinde interpretiert; die motorischen Zentren der Großhirnrinde erteilen den Muskeln den
Befehl, diese oder jene Bewegung auszuführen. Die
meisten Nervenzellen befinden sich in der

Das Gehirn sammelt und verbreitet die Informationen für jedes Körperteil.

Großhirnrinde. Was gäbe es Besseres, um dieses lebenswichtige Zentrum zu schützen, als ein festes, aus 28 Knochen bestehendes Gehäuse, den Schädel? Das Rückenmark, die Erweiterung des Gehirns, ist die ganze Wirbelsäule entlang im Wirbelkanal geschützt. Dank sehr widerstandsfähiger Knochengebilde, die das Rückgrat bilden, hat es einen hervorragenden Schutz: durch 24 Wirbelkörper. Die Rückenmarksnerven treten durch Zwischenwirbellöcher aus dem Rückenmark aus, so daß die Verbindung zwischen den Organen, den verschiedenen Körperstrukturen und dem zentralen Nervensystem hergestellt wird.

Knochen und Wirbelkörper schützen unsere lebenswichtigen Zentren.

Nicht nur durch feste Knochensubstanz sind Gehirn und Rückenmark geschützt, sondern auch noch durch eine Flüssigkeit: die Hirn- bzw. Rückenmarksflüssigkeit. Ihre Zirkulation wird durch die Bewegung des Kreuzbeins ermöglicht, das durch Atmung und Gang wie eine Pumpe angetrieben wird. Die Bewegung der Schädelknochen tragen zusammen mit der des Kreuzbeins zur Zirkulation des Hirnwassers bei.

H. Die Muskeln

Die Muskeln können mit Gummibändern verglichen werden, die zwei oder mehrere Knochen miteinander verbinden, sie einander nähern oder voneinander entfernen, je nachdem, ob die Muskeln sich zusammenziehen oder entspannen. Der Mensch besitzt 650 Muskeln, die synergetisch, als »Mannschaft« oder Gruppe, zusammenarbeiten, um eine Bewegung zu bewirken.

Allein beim Gehen sind zweihundert Muskeln in Aktion. Die Muskeln können sich praktisch niemals völlig ausruhen, sondern stehen ständig unter einer minimalen Spannung, dem Tonus, um bereit zu sein, dem geringsten Befehl des zentralen Nervensystems zu gehorchen.

Das Zusammenspiel der Muskelanspannungen ist nichts Festgelegtes; es wird bei jedem Schritt ein Leben lang beeinflußt durch unzählige Faktoren wie Temperatur der Umgebung, Ernährung, gymnastische Übungen, die Sie am Tag vorher oder letztes Jahr oder vor zehn Jahren gemacht haben, durch die Form Ihrer Schuhe oder Ihre Gewohnheiten bei der Körperhaltung. Mit anderen Worten: Die Muskeln werden unaufhörlich gefordert, und ihre Rolle besteht darin, ein dynamisches Gleichgewicht aufrechtzuerhalten, ein Ziel, das je nach Individuum und Aktivität besser oder schlechter, aber niemals ganz erreicht wird.

Die Muskeln arbeiten zusammen, um eine Bewegung zu bewirken.

I. Der menschliche Körper ist eine Einheit

Durchs Mikroskop ein Blatt zu studieren, ist aufregend. Ein Meisterwerk der Zellen im Holz zu entdecken, bedeutet eine Reise ins unendlich Kleine. Aber selbst wenn man ein Leben am Mikroskop verbrächte, hätte man niemals die gleiche Vorstellung von einem Baum, als wenn man sich an seinem Fuße befände, auf ihn kletterte oder mit dem Flugzeug über ihn hinwegflöge ...

Versuchen, einen Baum zu verstehen, das heißt sicherlich auch, ein Mikroskop zu benutzen, aber es heißt ebenso, zu versuchen, sich eine richtige Vorstellung vom Boden, dem Unterboden, den Wurzeln, dem Stamm, den Ästen, von der Sonneneinstrahlung, der Luftqualität usw. zu machen. Ein Baum ist kein Zufallsprodukt, sondern das Ergebnis eines organisierten Ganzen. Der Baum lebt, seine Existenz hängt von den verschiedenen Struk-

Der menschliche Körper ist das Ergebnis eines Gewebes von Wechselbeziehungen und gegenseitigen Abhängigkeiten.

turen ab, aus denen er besteht, von den verschiedenen Faktoren, die die Strukturen beeinflussen, aber auch und besonders von den Beziehungen dieser Strukturen untereinander, und zwischen ihnen und ihrer Umgebung. Die Gesundheit des Baumes ist abhängig von der Qualität des Bodens, der Luft, von der Sonne und eventuell von der Zahl der Holzfäller ... Das Leben des Atoms hängt, ebenso wie das Leben des Baumes und das des Menschen, von einer Vielzahl möglicher Wechselbeziehungen ab.

Mikroskope beschränken Studien auf das unendlich Kleine; Ordnung und Gesetz herrschen bei den sorgfältig abgegrenzten medizinischen Fachrichtungen. Wie soll man daraus verstehen, daß der menschliche Körper eine Einheit ist, das Ergebnis eines Gewebes von Wechselbeziehungen.

J. Ein Propeller oder eine Helix als Antrieb

Eine ganz einfache Übung kann eine praktische Vorstellung von den Phänomenen der Wechselbeziehungen und gegenseitigen Abhängigkeiten innerhalb des menschlichen Körpers bieten. Diese Übung ist ungefährlich und kann sehr gut mit dem Buch in der Hand ausgeführt werden:

1. Stellen Sie sich gerade hin, die Füße zusammen, die Arme hängen herunter, der Kopf ist gerade nach vorne gerichtet.
2. Setzen Sie den rechten Fuß ungefähr 20 cm nach vorn.
3. Bewegen Sie den linken Arm etwa 10 cm nach vorn.
4. Drehen Sie den Kopf ganz leicht nach links.

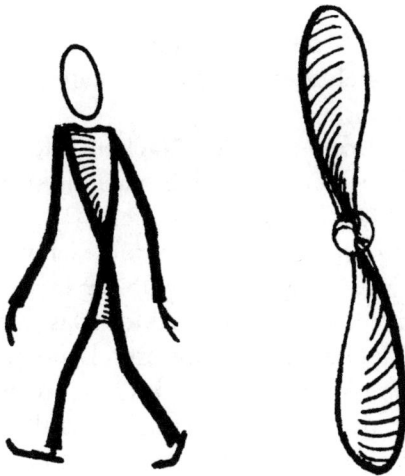

Sie haben gerade ganz bewußt einen Schritt nach vorn ins Leben gemacht, eine Arbeit, die der ständige Begleiter perfekt inszenieren kann, ohne Sie zu belästigen, denn er selbst hat daraus einen Automatismus gemacht, der im allgemeinen keine bewußte Anstrengung erfordert. Die Alltäglichkeit eines solchen Automatismus darf allerdings nicht dazu verführen, die wunderbare Komplexität der Phänomene der Wechselbeziehungen und gegenseitigen Abhängigkeiten zu vergessen, die unbedingt nötig sind, um ganz einfach ... einen Fuß vor den anderen zu setzen.

Ohne sich dessen bewußt zu sein, kommt Ihr Körper durch den Schritt nach vorn in die Stellung einer Doppelhelix. Bei der Fortbewegung funktioniert der menschliche Körper wie der Propeller eines Flugzeugs.

Ein Schritt nach vorn bringt den Körper in die Stellung einer Doppelhelix.

Schauen wir uns das Ganze näher an:

Die Beine bilden den unteren Flügel. Da das rechte Bein vorgestellt und das linke nachgestellt ist, ist dieser Flügel nach links gerichtet.

Der Rumpf bildet den mittleren Flügel. Da sich

Die Flügel der Doppelhelix verbinden sich auf Höhe des Beckens und der Lendenwirbelsäule

der linke Arm vor und der rechte Arm hinter dem Körper befindet, ist dieser Flügel nach rechts gerichtet.

Der Kopf und der Nacken bilden den oberen Flügel. Da der Kopf leicht nach links gedreht ist, ist dieser Flügel nach links gerichtet.

Der untere Flügel verbindet sich mit dem mittleren Flügel ausgerechnet auf der Höhe des Beckens und der Lendenwirbelsäule! Das Kreuzbein, die Hüftknochen und die unteren Lendenwirbel bilden die Nabe oder die Achse des Flügels, eine besonders beanspruchte Zone, denn im Laufe eines Lebens wird Sie dieser »Propeller« etwa 150 000 km vorantreiben.

Der mittlere Flügel, der dem Brustkorb entspricht, verbindet sich mit dem oberen Flügel auf der Ebene einer anderen sehr empfindlichen Scharnierzone, nämlich dem oberen Rücken und unteren Nackenbereich.

Ein Schritt nach vorn mit dem linken Fuß kehrt den Lauf des Propellers um, und man kann nun die Komplexität eines perfekt abgestimmten Zusammenspiels erahnen, das durch die gemeinsame Arbeit von Dutzenden von Gelenken und Hunderten von Muskeln, Sehnen und Bändern koordiniert wird.

Beim Gehen läßt sich das Spiel der Wechselbeziehung en im Körper gut beobachten.

Beim Gehen kann man das Spiel der Wechselbeziehungen und der gegenseitigen Abhängigkeiten, die im menschlichen Körper von Kopf bis Fuß vorhanden sind, gut beobachten. In unserer Doppelhelix wirkt sich jedes Problem, das den einen Flügel betrifft, auf die zugehörige Achse oder auf den anderen Flügel und die andere Achse aus.

So kann sich zum Beispiel ein Plattfuß-Problem auf Knöchel, Knie, Hüfte, Becken, Lenden-, Brust- und Halswirbelsäule auswirken und letztlich Kopfschmerzen zur Folge haben. Diese Kettenreaktion nennen wir ein Problem »in aufsteigender Kette«.

Die Umkehrung ist genauso gut möglich. Eine schlecht ausgeführte Zahnfüllung kann durch das feine Spiel der Kompensationen in Gelenken und Muskeln bewirken, daß Schmerzen in einem Arm, im Becken, oder gar im Knöchel auftauchen können. Diese Situation ist ein Problem »in absteigender Kette«.

Rückenschmerzen, Ischias, Lendenwirbelsyndrom: eine Strafe Gottes? Pillen, Massagen, Arbeitsunfähigkeit, Infiltrationen, Psychiater, chirurgische Eingriffe? Ja, um Erleichterung zu verschaffen; allerdings wird sie nur vorübergehend sein, wenn die Ursache des Leidens nicht aufgedeckt wird. Rückenschmerzen sind kein Zufall. Zufall ist eine Bezeichnung für etwas, was man nicht versteht.

Das neue Verständnis des menschlichen Körpers kann nicht von einer statischen Untersuchung ausgehen. Äußerungen wie: »Sie haben Bauchschmerzen? Legen Sie sich auf dem Rücken!« Oder »Sie haben Rückenschmerzen? Legen Sie sich auf den Bauch!« verhindern das Verständnis für die Dynamik des Organismus, der als Einheit funktioniert.

Wenn man eine Untersuchung, so gründlich sie auch sein mag, nicht nur auf einen »Flügel« der Helix beschränkt, sondern statt dessen die Doppelhelix in ihrer Gesamtheit betrachtet, dann erscheinen bestimmte Symptome in einem ganz anderen Licht: Man versteht besser, welche Situation bei einer bestimmten Person ihr ganz spezielles Symptom verursacht hat.

Gründliche Untersuchungen lassen ein Symptom in einem anderen Licht erscheinen.

»Redet mir nicht von der Verfassung, in der sich ein Mensch befindet, redet mir von dem Menschen, der sich in dieser Verfassung befindet.« (Hippokrates).

K. Einzigartig auf der Welt

In den Vereinigten Staaten hat die Bell-Telefon-gesellschaft ein Identifikationssystem anhand der Stimme entwickelt, das schon auf einigen Gebieten der militärischen Sicherheit angewandt wird. Es wäre durchaus denkbar, daß in absehbarer Zeit ein solches Identifikationssystem zum Beispiel Kredit-karten und die Identifikationsformalitäten in den Banken ersetzen könnte.

Die Stimme jedes einzelnen Menschen ist Ausdruck der Funktion verschiedener Strukturen.

Die Stimme ist kein ›Ding‹, sondern »Verknüp-fung zwischen ›Dingen‹«, die ihrerseits Verknüp-fungen zwischen anderen ›Dingen‹« sind. Die Stimme ist ein »Gewebe von Wechselbeziehungen« (ausgedrückt mit den Worten, die Fritjof Capra bei der Definition der subatomaren Teilchen verwendet hat). Dank der gemeinsamen Arbeit vieler Muskeln entweicht die Luft aus den Lungen, strömt in den Hals bis zum Kehlkopf, wo sie die Stimmbänder in Schwingungen versetzt, welche wiederum in ange-spanntem Zustand hohe und im entspannten Zu-stand tiefe Töne produzieren. Der Klang der Stimme hängt von dem Resonanzeffekt ab, der durch die verschiedenen Hohlräume oberhalb des Kehlkopfes zustande kommt, das heißt durch Rachen, Nase und Mund. Die Stimme eines jeden Menschen ist einzig-artig, weil sie der Ausdruck der harmonischen Funktion verschiedener Strukturen ist, die wie ein Orchester aufeinander abgestimmt sind. Die Anzahl der Strukturen und der möglichen Beziehungen un-tereinander reicht aus, dafür zu sorgen, daß jedes In-dividuum seine eigene Stimme besitzt.

Angefangen von den Abdrücken der Zehen, Fin-ger und Lippen über die Stimme bis zur molekula-ren Zusammensetzung der Haare scheint jedes Indi-viduum auf dieser Erde tatsächlich einzigartig zu sein.

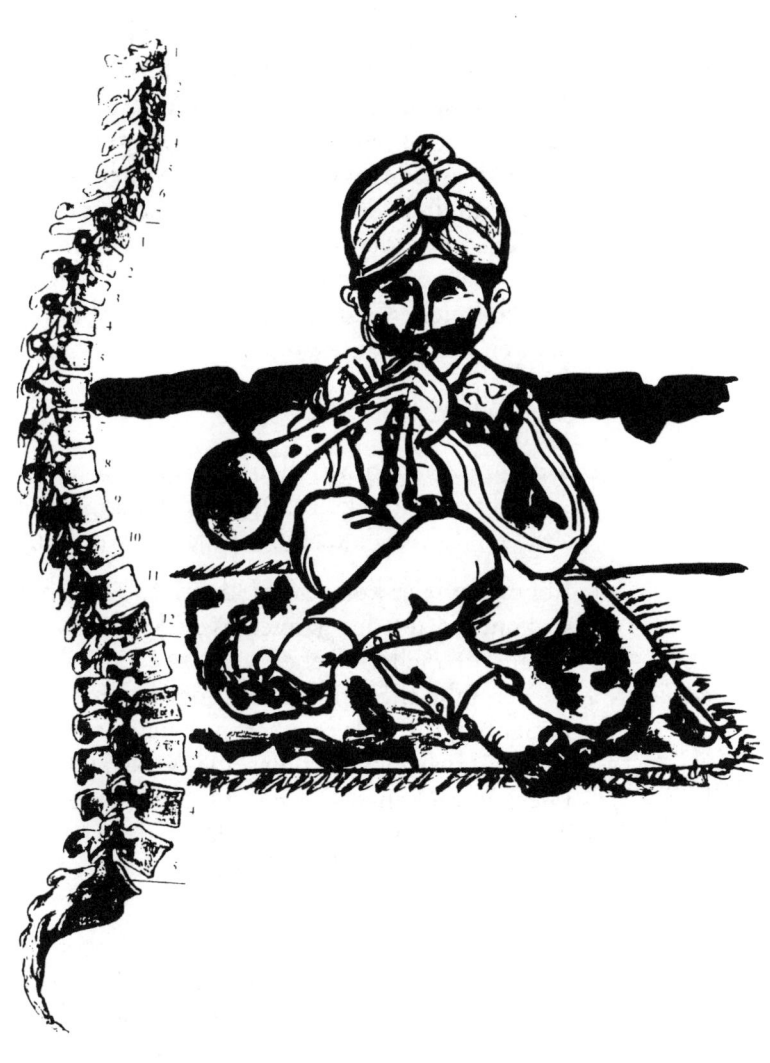

L. Einmaligkeit versus Vereinheitlichung

Der Ischias des Herrn Schmidt wird niemals genauso sein wie der Ischias des Herrn Müller. Herr Schmidt ist jünger und Herr Müller älter. Der eine neigt dazu, zuviel Sport zu treiben, der andere sitzt zuviel. Der eine raucht, der andere nicht. Der eine ist klein und dick, der andere groß und dünn. Der eine ist Vegetarier, der andere fährt im Urlaub ins Perigord. Die von ihnen geschilderten Schmerzen weisen zahlreiche Gemeinsamkeiten auf, aber die Ähnlichkeit hört da auf, wo

■ sämtliche Faktoren, die auf die Helix einwirken und

■ die unzähligen Möglichkeiten der Wechselbeziehungen und gegenseitigen Abhängigkeiten zwischen diesen Faktoren betrachtet werden.

Ebenso, wie es keine zwei identische Stimmen gibt, so kann es auf der ganzen Welt keine zwei identischen »Propeller« geben.

Standardisierte Behandlungsweisen mißachten die Einzigartigkeit des jeweiligen Patienten.

Vereinheitlichen oder Standardisieren heißt, alle Patienten, die sich in einem vermeintlich ähnlichen Zustand befinden, auf dieselbe Weise zu behandeln. Diese Vorgehensweise vereinfacht unserer Meinung nach das Problem zu sehr, da sie der charakteristischen Eigenart jedes Menschen keine Beachtung schenkt.

»Man sollte so leben wie alle und gleichzeitig eine Persönlichkeit sein« (Jean Cocteau).

Die Vereinheitlichung gestattet die Anwendung eines chemischen Produktes, einer Technik, einer Diät, einer Halskette, eines Armreifs, einer Übungs-

reihe oder Operation – alles Maßnahmen, die auf
magische Weise fähig sein sollen, die unzähligen
Faktoren, die zu einem Zustand führen, zu berücksichtigen, und die außerdem angeblich den »treuen
Freund« ersetzen können – dabei sind dessen Kom-
petenzen eigentlich kaum zu übersehen.

M. Die Grenzen des Schmerzes überschreiten

Standardisierung oder Vereinheitlichung reduzieren
allzuoft ein Individuum auf den Zustand, in dem es
sich befindet. Ein neues Verständnis des menschlichen Körpers ermöglicht es, die Grenzen des
Schmerzes zu überschreiten, um sich für das Individuum als Ganzes zu interessieren. Aus einer einfachen, aus Bestandteilen zusammengesetzten Maschine wird dadurch der einzigartige Ausdruck
einer Vielzahl von Wechselbeziehungen, die nicht
zuletzt ein Gefühl von Ehrfurcht und Bescheiden-
heit erwecken.

*Standardisierte
Behandlungs-
weisen reduzieren
einen Patienten
oft auf seinen
momentanen
Zustand.*

Kapitel 2

Wirbelsäulen
oder
eine andere Art,
die Wirbelsäule
zu sehen

Die Wirbelsäule ist ein sehr wertvoller und kostspieliger Körperteil.

D ie Wirbelsäule ist ein kleines Vermögen wert. Im Jahre 1992 beispielsweise haben sich 50.000 Deutsche am Rücken operieren lassen, 20% der Krankschreibungen wurden auf die Wirbelsäule zurückgeführt – das macht etwa 12 Millionen verlorene Arbeitstage aus. Die Ausgaben für Probleme, die mit der Wirbelsäule zusammenhängen, werden auf 10 bis 12 Milliarden DM jährlich geschätzt.

In Deutschland gibt es sechsmal so viele Wirbelsäulenoperationen wie in Schweden und dreimal mehr als in der Schweiz. In Kanada muß sogar zuerst ein Doktor der Chiropractic sein Einverständnis geben, bevor ein Chirurg eine Rückenoperation vornehmen darf. Wie sagte Montaigne auf seinen Reisen: »Was in einem Land richtig ist, kann in einem anderen falsch sein.«

Einerseits ist es beruhigend, daß diese Milliarden nicht für alle verlorenes Geld sind. Das Geschäft mit dem Rücken läuft gut. Andererseits ist

Trotz Milliarden-Ausgaben haben in Deutschland Rückenprobleme nicht abgenommen

es beunruhigend festzustellen, daß die Rückenprobleme trotz dieser Milliarden-Ausgaben seit Jahren nicht abgenommen haben, im Gegenteil: die Ausgaben steigen und steigen. Sind wir zu Rückenleiden verdammt? Gibt es eine Alternative zu Rückenleiden? Gibt es ein Mittel, diese Ausgaben und die unkalkulierbaren Leiden einzudämmen? Vielleicht versuchen wir, in diesem Buch eine Antwort zu finden.

In jedem Alter zwischen 9 und 99 Jahren kann die Wirbelsäule Leiden verursachen, ohne Rücksicht auf politische Einstellung, Geschlecht, Hautfarbe, Religionszugehörigkeit, soziales Milieu oder Aussehen. Es gibt Leute, die in der Horizontale leiden, die ans Bett gefesselt sind, und andere, die in der Vertikale leiden, das heißt solche, die trotz ihrer Beschwerden versuchen, ihren Beschäftigungen nachzugehen. Dabei ist festzustellen, daß ein Großteil der »Vertikalen« nur »Horizontale mit Aufschub« sind, und daß die meisten »Horizontalen« ehemalige »Vertikale« sind.

Ein Fünftel der Bevölkerung ist sich über die Bedeutung ihrer Wirbelsäule nicht bewußt.

Es gibt auch eine bestimmte Art von Leuten – eine Minderheit von weniger als einem Fünftel –, denen noch nicht einmal bewußt ist, daß sie eine Wirbelsäule im Rücken haben, daß Wirbel, Bandscheiben oder gar ein Ischiasnerv existieren.

A. Fragebogen

Anhand dieses kleinen Fragebogens können Sie ermitteln, ob Sie mit Ihrer Wirbelsäule in Einklang leben oder nicht. Sie brauchen nur die Punktzahl der Antworten, die auf Sie zutreffen, einzukreisen und anschließend zusammenzuzählen.

1. Können Sie Ihren Kopf problemlos nach rechts und links drehen und nach vorn und hinten beugen?

Ohne Schwierigkeiten	1
Da stört etwas	2
Nur schwer	3

2. Verspüren Sie beim tiefen Einatmen eine Störung zwischen den Schulterblättern oder im oberen Rückenbereich?

Nie	1
Kaum	2
Ja	3

3. Erreichen Sie im Stehen mit durchgedrückten Knien Ihre Zehen?

Ohne Schwierigkeiten	1
Hände noch weit vom Boden entfernt	2
Bekomme Schmerzen	3

Der Fragebogen hilft zu ermitteln, ob Sie im Einklang mit Ihrer Wirbelsäule leben.

4. Kommen Sie nur mühsam aus einem Auto oder aus einem zu niedrigen Sessel hoch?

Mühelos	1
Etwas Mühe	2
Ja, mit Mühe	3

5. Wenn Sie einige Zeit dieselbe Körperhaltung eingenommen haben, müssen Sie dann einige Schritte gehen, um Ihre ganze Beweglichkeit wiederzuerlangen?

Nein	1
Zwei oder drei Schritte	2
Mehr Schritte	3

6. Verspüren Sie beim Husten und Niesen Schmerzen im unteren Rückenbereich?

Nein	1
Manchmal	2
Ja	3

7. Gebrauchen Sie beim Rückwärts-Einparken Ihre Augen oder Ihre Ohren?

Ich kann mich leicht umdrehen	1
Es fällt mir schwer, mich umzudrehen	2
Ich habe gute Stoßstangen	3

8. Wie geht es Ihnen beim Friseur, wenn Sie den Kopf nach hinten gebeugt haben und Ihnen die Haare gewaschen werden?

Gut	1
Ziemlich gut	2
Mein Nacken wird steif	3

9. Wie waschen Sie sich zu Hause die Haare?

Ich sitze oder knie in der Badewanne	1
Ich knie außerhalb der Badewanne	2
Ich stehe vornübergebeugt vor der Badewanne oder dem Waschbecken	3

10. Schlafen Sie auf dem Bauch?

Nein	1
Ja	2

11. Haben Sie manchmal »Ameisenkribbeln« in den Armen oder Beinen?

Niemals	1
Manchmal	2
Oft	3

12. Haben Sie immer wieder Schmerzen an irgendeiner Stelle der Wirbelsäule?

Niemals	1
Manchmal	2
Oft	3

Auswertung

Bei einer Gesamtzahl von 12 Punkten können Sie sich zu der Minderheit zählen, der nicht bewußt ist, daß sie eine Wirbelsäule im Rücken hat.

Kommen Sie auf insgesamt 20 Punkte, so gehören Sie sozusagen in die »vertikale« Kategorie, das heißt, Sie können zwar arbeiten und in den Garten gehen, aber nicht ohne Ihre Wirbelsäule zu spüren, die Sie zur Ruhe mahnt. Es ist in Ihrem Fall nicht sinnvoll, mit einer Untersuchung zu warten, bis der Zustand sich verschlimmert hat. In diesem Stadium kann eine einzige falsche Bewegung oder Anstrengung ausreichen, um Sie vom »vertikalen« in das »horizontale« Stadium zu überführen, das sich dann durch heftige Schmerzen bemerkbar macht.

Spüren Sie Ihre Wirbelsäule bei leichten Bewegungen, ist eine Untersuchung sinnvoll.

Eine Gesamtzahl von 25 Punkten kann Ihnen ohne weiteres das Recht auf den Status eines »Horizontalen« geben. Damit ist gemeint: Die Wahrscheinlichkeit ist sehr groß, daß Sie unter Hexen-

Die Wirbelsäule versucht durch Schmerz mitzuteilen, daß sie in einer ungünstigen Stellung ist.

schuß, Ischias, steifem Hals oder Periarthritis leiden. Sie sollen jetzt nicht auf den Himmel oder das Wetter schimpfen – Ihre Wirbelsäule versucht, Ihnen durch die Schmerzen klarzumachen, daß sie in einer unbequemen Stellung ist. Es genügt auch nicht, die Schmerzen durch mehr oder weniger starke Medikamente betäuben zu wollen. Es geht vielmehr darum, die schmerzverursachende Situation zu korrigieren. Es ist höchste Zeit, Ihren Chiropractor aufzusuchen!

B. Eine andere Art den Rücken zu betrachten

Allem Anschein zum Trotz ist die Wirbelsäule nicht nur dazu da, vielen Menschen Leiden zu bringen und Masseuren, Radiologen, Orthopäden, Rheumatologen, Chiropractoren, Osteopathen, Apothekern und Chirurgen Arbeit zu verschaffen.

1. Eine Perlenkette

Die Wirbelsäule kann mit einer Perlenkette verglichen werden, die aus 24 Perlen und einem Faden besteht und an jeder Seite einen Teil des Verschlusses hat.

Was ist wichtiger bei einer Perlenkette, die Perlen oder der Verschluß? Sie möchten antworten »die Perlen«? Nun, wir sagen »der Verschluß«, denn ohne ihn können die Perlen vom Faden herunterfallen. Das Kreuzbein auf der einen, der Hinterkopf auf der anderen Seite entsprechen den beiden Teilen des Verschlusses und passen auf die Perlen beziehungsweise die Wirbel auf.

Vielleicht möchten sich manche gleich gierig auf die Perlen stürzen; doch erscheint es uns interessant, einen Augenblick beim Verschluß zu verweilen. Im

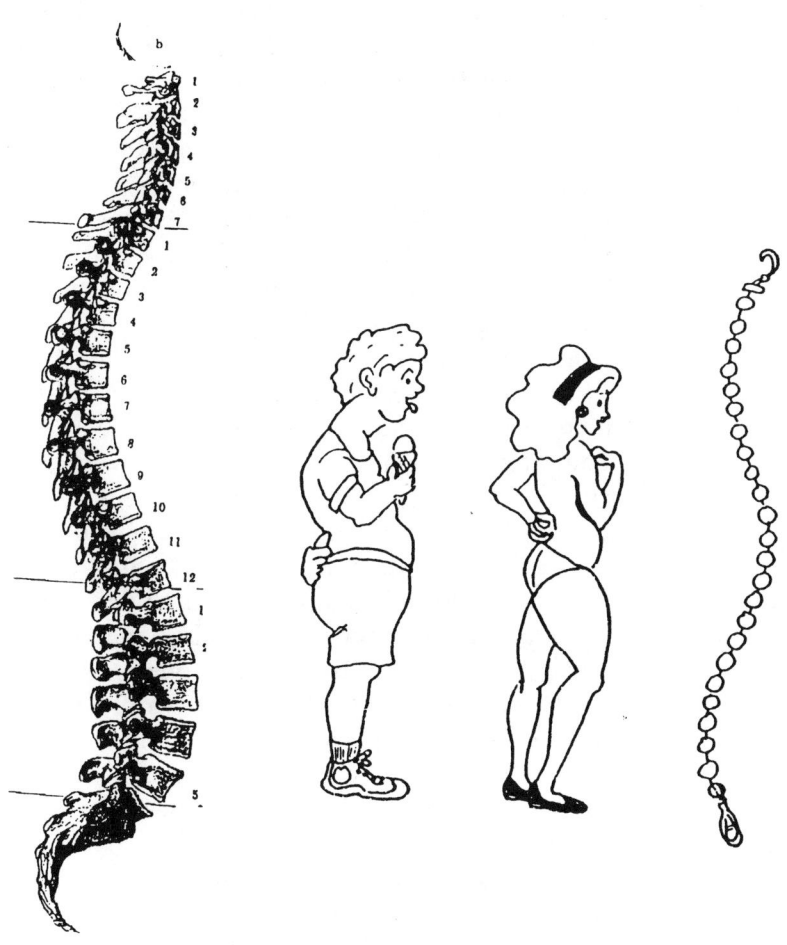

Die Wirbelsäule ist wie eine Perlenkette

*Kreuzbein und
Hinterkopf
beschützen die
Wirbel.
Sie arbeiten
ständig
zusammen*

allgemeinen besteht der Verschluß aus zwei Teilen, die ineinandergesteckt werden; ein kleiner Defekt in einem der beiden Teile reicht aus, um zu verhindern, daß er gut schließt. Kreuzbein und Hinterkopf arbeiten zusammen – ein Leben lang, bei jedem Schritt, jeder Atembewegung. Sie sind miteinander verbunden durch Muskeln, Bänder, Sehnen, Fascien, Wirbel, Rückenmark, Rückenmarkshäute. Daß es jemandem mit Hexenschuß sehr weh tut, sich zu rasieren oder eine Augenbraue hochzuziehen, ist gar nicht so erstaunlich, denn jede geringste Kopfbewegung wird bis zum Kreuzbein weitergeleitet.

Desgleichen geschieht nichts mit dem Kreuzbein, was den Hinterkopf unbeteiligt ließe. Ein Stoß oder Stöße auf der Ebene der Absätze wirken sich auf die Fußgelenke aus, auf die Knie und über die Hüften bis zum Beckengürtel, der aus den Darmbeinen besteht, die nach vorne gehen, um dort die Schambeine zu bilden, und der durch das Spiel der Kreuzdarmbeingelenke mit dem Kreuzbein verbunden ist. Ein Schlag in den Nacken oder eine plötzliche Bremsung im Auto, bei der der Kopf zurückgeworfen wird, können in größerer Entfernung, zum Beispiel im unteren Rückenbereich, Schmerzen hervorrufen, und zwar auch Tage, Wochen oder Monate später.[1]

*Die Symptom-
bekämpfung an
einer bestimmten
Stelle löst nicht das
gesamte Problem*

Macht man sich die Zusammenhänge zwischen den verschiedenen Teilen der Wirbelsäule klar, so fängt man an, eine Art der Behandlung in Frage zu stellen, die nur Symptome an einer bestimmten Stelle berücksichtigt.

---

1. Die Doktoren der Chiropractic werden in vielen Ländern als Gutachter bei Gerichtsverfahren hinzugezogen, wenn es um die Einschätzung von Körperschäden nach Autounfällen geht, so zum Beispiel in den Vereinigten Staaten, Kanada, Australien, Neuseeland, der Schweiz, Norwegen, Schweden u. a. In Deutschland ist dies leider nicht der Fall.

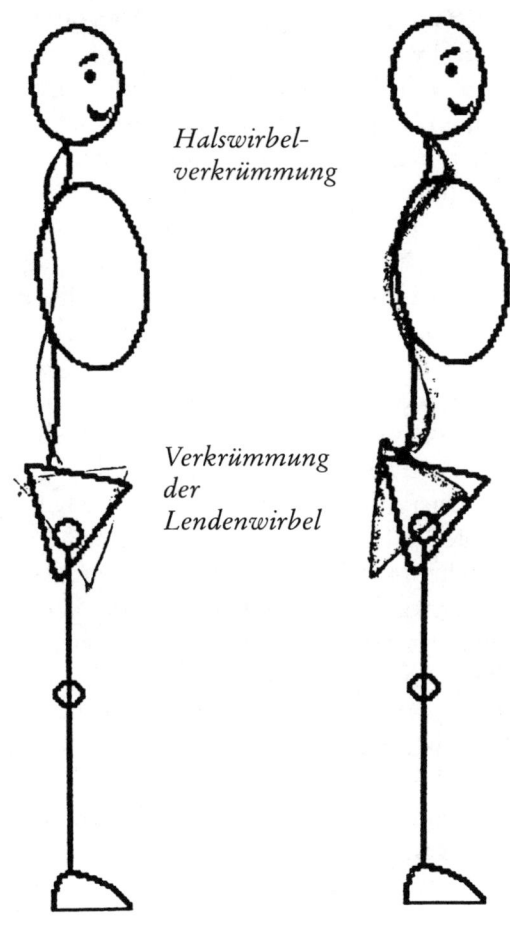

Halswirbel-
verkrümmung

Verkrümmung
der
Lendenwirbel

Umkehrung der
Krümmung,
entgegengesetzte
Wirbelsäulenkrümmung

Übertreibung
der
Biegung/Krümmung

*Das Rücken-
mark ist ein sehr
wichtiger
Bestandteil der
Wirbelsäule.*

Was ist abgesehen vom Verschluß bei einer Perlenkette das Wichtigste? Die Perlen oder der Faden? Es sind wieder nicht die Perlen, sondern der Faden, denn ohne ihn sind die Perlen verloren, sie rollen davon, und es gibt keine Perlenkette mehr. In der Wirbelsäule heißt der Faden »Rückenmark«, ist ca. 50 cm lang und etwa 2,5 cm dick. Das Gehirn liegt schön geschützt in den Schädelknochen; das Rückenmark, das ja die Fortsetzung des Gehirns ist, wagt sich in das »Große Hinterhauptsloch« vor. An dessen Ausgang fädelt das Rückenmark die erste Perle auf – sie ist nichts anderes als der erste Halswirbel, Atlas genannt, wohl in Erinnerung an den Titanen, der von Zeus dazu verurteilt wurde, die Welt auf seinen Schultern zu tragen. Der Atlas vollbringt eine kolossale Leistung, denn er muß die sieben Kilogramm des Kopfes auf zwei kleinen Gelenkflächen tragen, die aussehen wie Untertassen und so groß sind wie der Fingernagel eines kleinen Fingers. Nach dem Atlas fädelt das Rückenmark die zweite Perle namens Axis oder Epistropheus auf, dann die dritte, vierte usw. Die 24 Wirbel bilden einen regelrechten Kanal, den Wirbelkanal, der das Mark schützt. Dieser endet im Kreuzbein und im Steißbein, wo die austretenden Nervenfasern wie bei einem Pferdeschwanz angeordnet sind.

*Die Wirbel bil-
den einen
Kanal, der das
Rückenmark
schützt.*

Wenn eine Perlenkette einen moralischen Leitspruch hat, dann heißt er »Zusammenhalten«. Eine Perlenkette besteht nicht nur einfach aus einem Faden, Perlen und den beiden Teilen des Verschlusses, sie bildet eine organisierte Einheit, bei der ein Schaden in einem der zusammenhängenden Teile die Funktion der gesamten Halskette beeinträchtigen kann. Genauso ist es mit der Wirbelsäule. Sobald ein Schmerz auftritt, fühlen sich viele ›Heiler‹ von den Perlen angezogen. Diese werden abgehorcht, gemessen, geröntgt, betastet, eingerenkt, beschimpft,

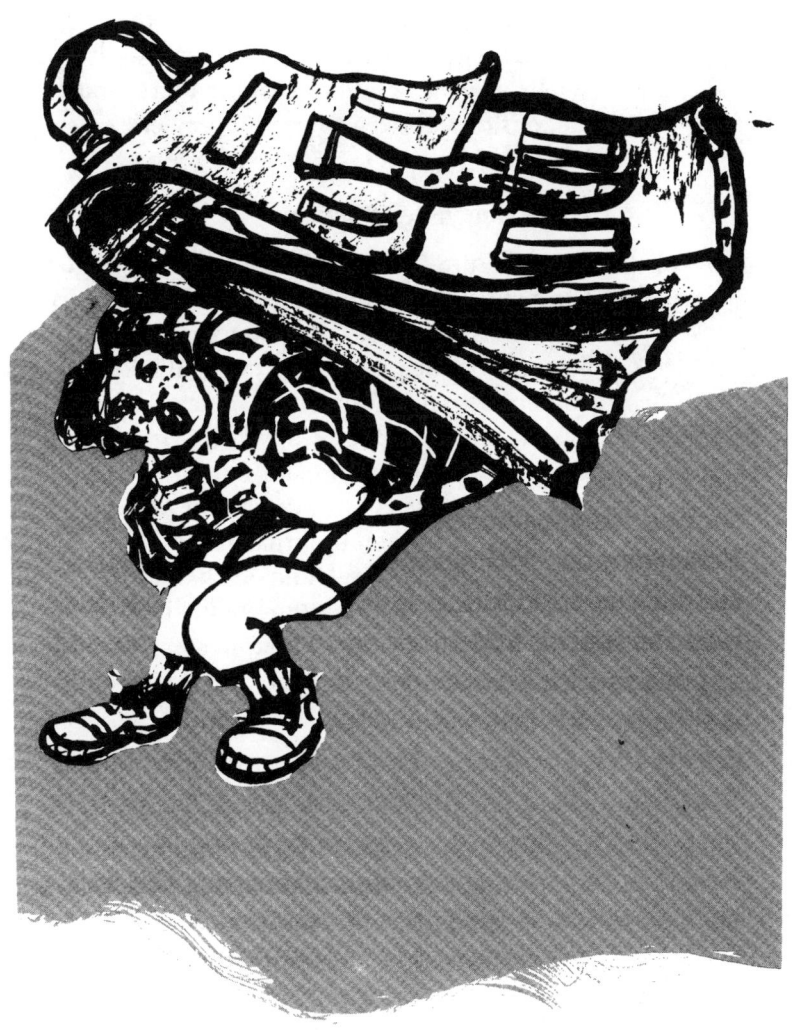

massiert, eingerieben, operiert ... Aber bevor man
zu solchen Operationen übergeht, sollte man die
Wirbelsäule als Ganzes in ihrer Harmonie betrachten, das bewundernswerte Kunstwerk eines großen
Juweliers.

2. Die Bögen des Rückens

*Kyphose und
Lordose sind die
Bezeichnungen für
die Haltung der
Wirbelsäule.*

Die Haltung der Wirbelsäule beim ungeborenen
Kind entspricht von der Seite gesehen dem Buchsta-
ben C. Es ist eine nach hinten konvexe Kurve ähn-
lich wie bei der Kyphose, dem »Buckel«. Im Alter
von etwa sechs Monaten kann das Kind selbständig
sitzen, und der Bogen der Halswirbelsäule ist gut
ausgeprägt. Solch ein nach hinten konkaver Bogen
heißt »Lordose«. Mit etwa neun Monaten beginnt
das Baby zu stehen und macht mit etwa einem Jahr
seine ersten Schritte. Dann erscheint im Lendenwirbelbereich der nach hinten konkave Bogen, die Lordose, die um den 18. Monat herum deutlich ausgeprägt ist. Aus dem »C« ist ein »S« geworden, das aus
vier Bögen besteht:

- der Halslordose (nach hinten konkav)
- der Brustkyphose (nach hinten konvex)
- der Lendenlordose (nach hinten konkav)
- der Kreuzbeinkyphose (nach hinten konvex).

*Die Lordosen
müssen das
Gewicht des
Körpers
ausbalancieren.*

Die Kyphosen sind die primären Bögen; die Lordosen werden Sekundär- oder Ausgleichsbögen genannt. Die Lordosen haben die Aufgabe, das Gewicht des Körpers auszubalancieren und müssen
fähig sein, sich anzupassen, wenn der Schwerpunkt
des Körpers sich bei Schwangerschaft, Fettleibigkeit
oder schlechter Haltung verlagert.

Die Bögen der Wirbelsäule, die sich gegenseitig
ausbalancieren und ergänzen, sind nicht zufällig so
angelegt. Es wird geschätzt, daß der Wechsel Hals-

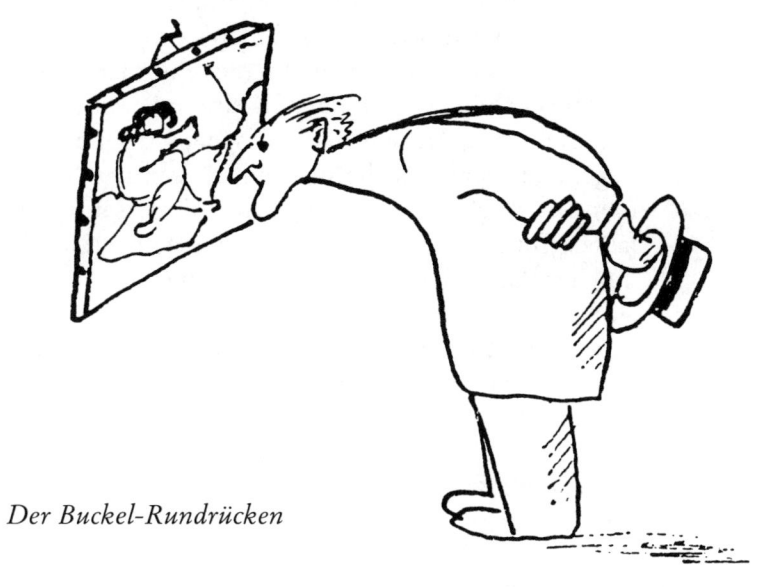

Der Buckel-Rundrücken

lordose – Brustkyphose – Lendenlordose – Kreuzbeinkyphose der Wirbelsäule sechzehnmal mehr
Widerstandskraft verleiht, als wenn sie gerade wäre.

3. Die Bandscheiben

Die Bandscheiben sind kleine faserig-knorpelige
Kissen, die zwei Wirbel miteinander verbinden.
Zwischen Hinterhauptsbein und Atlas und den ersten beiden Halswirbeln liegt keine Bandscheibe.
Die oberste Bandscheibe liegt also zwischen zwei-
tem und drittem Halswirbel; und die letzte hat einen
wenig beneideten Platz zwischen fünftem Lendenwirbel und Kreuzbein.

*Die Bandscheiben
sind kleine
faserig-knorpelige
Kissen.*

Die Rolle der Bandscheiben

Die Bandscheiben sind Stoßdämpfer. Sie verformen sich, um Ausgleichsbögen zu bilden.

Die 23 Bandscheiben sind Stoßdämpfer; sie trennen die Wirbel voneinander, verbinden sie aber auch; sie sind es, die sich verformen, um die sekundären oder Ausgleichsbögen zu bilden. Sie sind mächtige Bänder, die schützend vor den Zwischenwirbellöchern liegen, durch welche die aus dem Rückenmark kommenden Rückenmarksnerven die Wirbelsäule verlassen. Im Fall eines Bandscheibenvorfalls bildet ein Teil der Bandscheibe eine Vorwölbung oder Protrusion und verkleinert den Durchmesser des Zwischenwirbelloches, was einen anormalen Druck auf die Nervenwurzel und unerträgliche Schmerzen hervorruft.

Beschreibung

Die Bandscheibe besteht aus zwei Teilen:

Die Bandscheibe besteht aus einem ovalen Kern und einem Ring aus Knorpeln.

- einem ovalen Kern von etwa 1 cm Durchmesser; er ist weich, gallertartig, elastisch, gelblich und liegt ungefähr in der Mitte der Bandscheibe. Er ist der Hauptstoßdämpfer; unter Druck paßt er sich an, wird breiter und flacher;
- einem Ring aus dichten faserigen Knorpeln, die sehr widerstandsfähig und konzentrisch um den Kern angeordnet sind.

Die Bandscheiben sind im Halswirbelbereich dünn und im Lendenwirbelbereich dicker.

4. So ist das Leben!

Bei der Geburt nimmt der Kopf eines Kindes ein Viertel seines Körpers ein, mit 25 Jahren, also am Ende der Knochenbildung, nur noch ein Achtel. Mit einem Jahr wiegt ein Kleinkind normalerweise dreimal soviel wie bei der Geburt und ist um 50% gewachsen. Jungen sind mit zwei Jahren, Mädchen mit

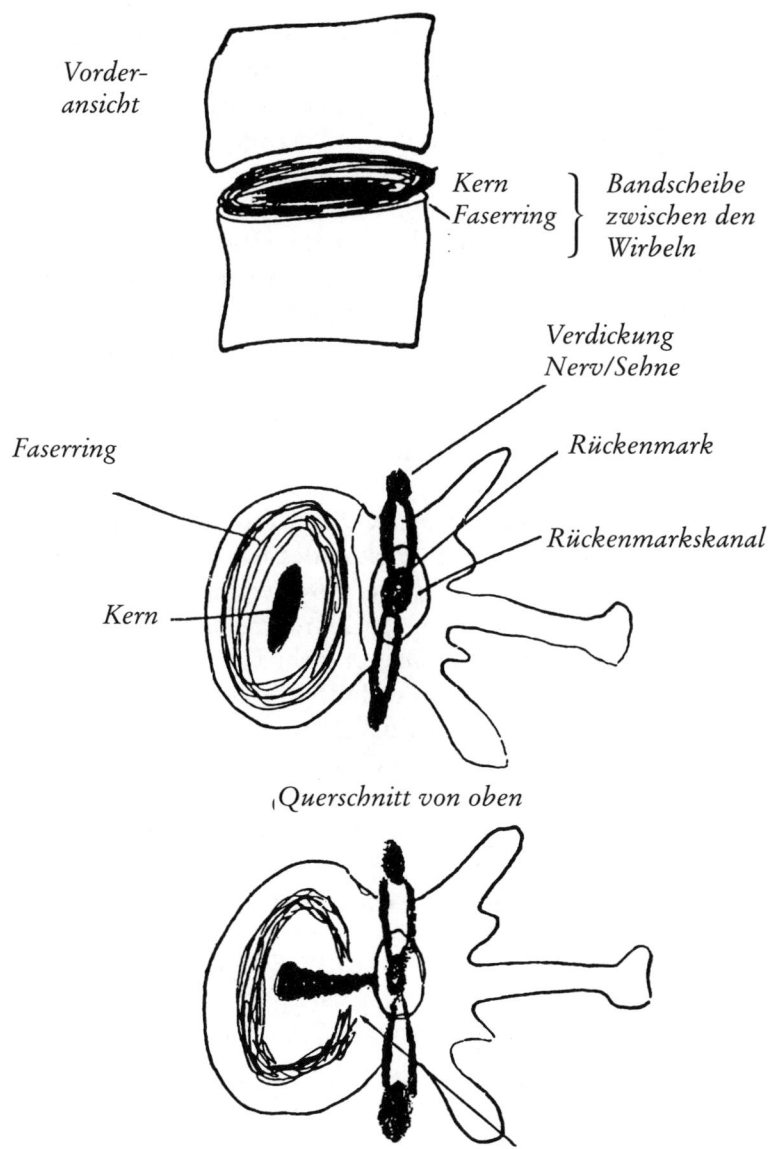

Vorder-
ansicht

Kern
Faserring
} *Bandscheibe*
zwischen den
Wirbeln

Verdickung
Nerv/Sehne

Faserring

Rückenmark

Rückenmarkskanal

Kern

Querschnitt von oben

Querschnitt von oben, von einem Bandscheibenvorfall

18 Monaten halb so groß wie als Erwachsene. Die Wirbelsäule eines Kindes besteht aus 33 Segmenten: sieben Halswirbeln, zwölf Brustwirbeln, fünf Lendenwirbeln, fünf Kreuzbeinwirbeln und vier Steißbeinwirbeln. Beim Erwachsenen wachsen die fünf Kreuzbeinwirbel zusammen und bilden das Kreuzbein; die vier Steißbeinwirbel wachsen ebenfalls zusammen und bilden das Steißbein.

Die Bandscheiben trocknen mit zunehmendem Alter aus. Der Mensch wird kleiner.

Mit Beginn des 25. Lebensjahres wird der Mensch kleiner. Zwischen dem 20. und 70. Lebensjahr kann ein Mann um drei und eine Frau um sechs Zentimeter schrumpfen. Bei einer ca. 80 cm langen Wirbelsäule entfallen 60 cm auf die Wirbel und 20 cm auf die Bandscheiben, die mit zunehmendem Alter austrocknen. Dieser Plastizitätsverlust bewirkt das Kleinerwerden. Mit etwa 75 Jahren können Frauen ein Drittel des Knochengewebes verloren haben, das sie vor Beginn der Wechseljahre hatten. Im gleichen Zeitraum verliert der Mann, der zu Beginn ein Drittel mehr Knochenmasse hatte als die Frau, etwa die Hälfte von dem, was die Frau verliert. Auch das Muskelgewebe verschwindet allmählich, um ein halbes Prozent pro Jahr. In dem halben Jahrhundert zwischen 20 und 70 Jahren ist es ein Viertel der Muskelmasse, die meist in Fett umgewandelt wird. (Sport zu treiben und dabei auf die Waage zu achten ist ein Witz, denn Muskeln wiegen mehr als Fett.)

Die Länge der Wirbelsäule variiert zwischen Tag und Nacht.

Die Länge der Wirbelsäule variiert auch zwischen Tag und Nacht. Beim Stehen übt die Schwerkraft Druck auf die Bandscheiben aus; am Ende eines Tages kann die Wirbelsäule um zwei Zentimeter verkürzt sein. In der Nacht gibt die horizontale Ruhelage den Bandscheiben die Möglichkeit, ohne den Belastungsdruck ihre ursprüngliche Ausdehnung wiederzuerlangen.

5. Die Dynamik der Wirbelsäule

Der Bewegungsspielraum zwischen zwei benachbarten Wirbeln ist minimal; aber die Summe dieser minimalen Bewegungsspielräume ermöglicht eine Flexibilität der Wirbelsäule in alle Richtungen: Beugung nach vorn, Streckung nach hinten, Seitenbeugung, Drehung um eine feste Achse mit einer Kombination von allen drei Bewegungen und Rotation.

Die Wirbelsäule ist für Bewegungen in jede Richtung flexibel.

Wer auch nur ein einziges Mal an steifem Nacken oder Hexenschuß gelitten hat, dem wurde auf grausame Weise klar, daß die Wirbelsäule fast nie still steht. Allein schon das Atmen verlangt Kontraktion und Entspannung von Dutzenden von Muskeln. Insgesamt verfügt die Wirbelsäule über 144 Muskeln, deren Zusammenarbeit ihre Bewegungen ermöglicht. Die Kombinationsmöglichkeiten von An- und Entspannung gehen in die Millionen – man ahnt dabei, was der »treue Freund« leistet, der die ganze Muskelarbeit koordiniert und synchronisiert, damit der Mensch steht, geht, läuft, Golf oder Tennis spielt oder einen 20 kg schweren Koffer in den Kofferraum eines Autos hebt.

Das Gleichgewicht in der Struktur der Wirbelsäule beruht hauptsächlich auf der Symmetrie der Muskelarbeit, etwa so wie bei den Tauen am Mast eines Segelschiffs, die durch ihre symmetrische Anspannung für die richtige Position der Rahen sorgen. Liegt ein Ungleichgewicht vor, ist die gesamte Struktur bedroht. Ein starker Muskel ist oft das Resultat eines geschwächten Gegenmuskels.

Die Symmetrie der Muskelarbeit sorgt hauptsächlich für das Gleichgewicht in der Struktur der Wirbelsäule.

Die meisten Untersuchungen legen die Wirbelsäule »lahm«, sei es beim Röntgen, bei der Myelographie, der Verwendung von Scannern und sonographischen Untersuchungen. Die Ruhigstellung verhindert das Verständnis dafür, wie kompliziert die Bewegungen der Wirbelsäule sind. Teure Röntgenaufnahmen im Liegen lassen einen nicht sehen, wel-

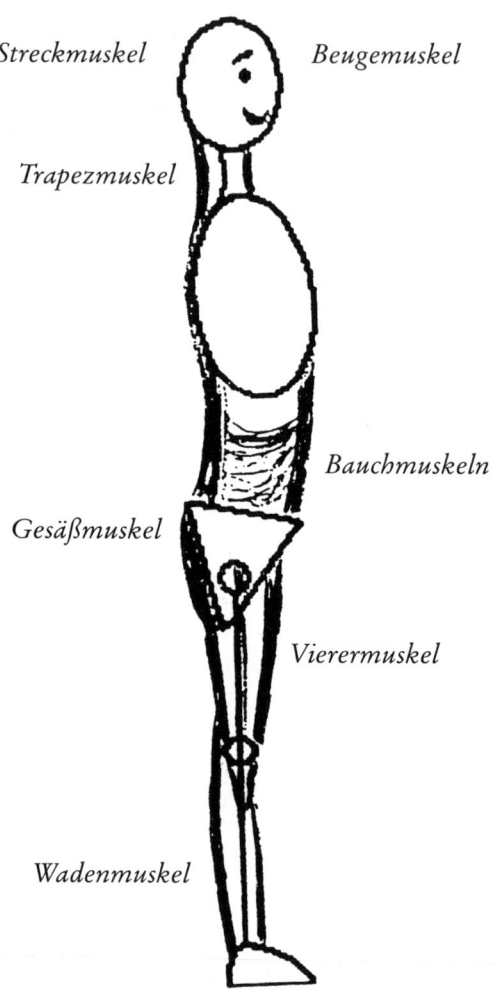

Streckmuskel

Beugemuskel

Trapezmuskel

Bauchmuskeln

Gesäßmuskel

Vierermuskel

Wadenmuskel

Einige Muskeln

che Bedeutung das Gewicht hat, das auf der Lordose und den Bandscheiben lastet. Die meisten Ärzte untersuchen Wirbelsäulenschäden, indem sie ihre Patienten bitten, sich bäuchlings auf den Untersuchungstisch zu legen. Es ist aber wichtig zu beobachten, wie jemand geht, sich hinsetzt, aufsteht, um zu begreifen, wie die Wirbelsäule als Ganzes funktioniert. Angesichts der Kompensationsvorgänge, Wechselbeziehungen und Zusammenhänge in der Wirbelsäule und im ganzen menschlichen Körper, ist es ebenso wichtig, nicht nur die schmerzhafte Partie zu untersuchen.

Die Wirbelsäule ist der »Lebensbaum«, die Achse des menschlichen Körpers.

6. Der Lebensbaum

Die Wirbelsäule ist die Verbindung zwischen Kopf und Becken, sie bildet die Achse des menschlichen Körpers, trägt den Kopf, schützt das Rückenmark, ermöglicht viele Bewegungen; sie wird auch »Lebensbaum« genannt. Dieser Beiname rührt daher, daß aus dem Rückenmark 31 Nervenpaare austreten: im Halswirbelbereich acht Paare, im Brustwirbelbereich zwölf, im Lendenwirbelbereich fünf und im Kreuzbeinbereich ebenfalls fünf Paare; das letzte Nervenpaar kommt aus dem Steißbein. Jeder dieser Rückenmarksnerven enthält Hunderttausende von Nervenfasern.

Der berühmt-berüchtigte Ischiasnerv ist ein Rückenmarksnerv von ca. 90 cm Länge. Er ist für das Gehen verantwortlich. Er befiehlt über alle Muskeln, die die Beinbewegungen ausmachen.

Der Ischiasnerv ist für das Gehen verantwortlich.

Die anderen Rückenmarksnerven sind lebenswichtig für die Leber, den Magen, die Lunge, den Darm und alle anderen Organe, die sie mit dem Gehirn verbinden.

7. Die Hirnhäute

Die drei Hirnhäute bilden eine Art Hülle um das Rückenmark und das Gehirn herum. Die äußerste,

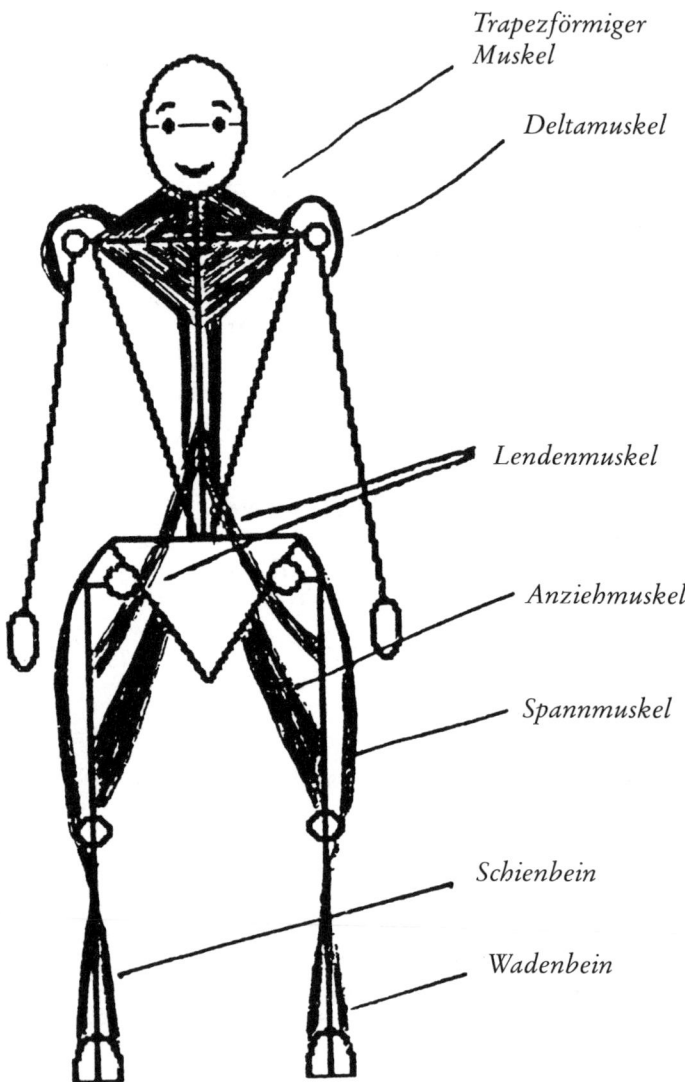

Trapezförmiger
Muskel

Deltamuskel

Lendenmuskel

Anziehmuskel

Spannmuskel

Schienbein

Wadenbein

Einige Muskeln

harte »Dura Mater« oder Hirn- bzw. Rückenmarks-
haut ist eine feste, faserige, bläuliche Membran. Die
»Arachnoidea« oder Spinnwebenhaut ist feiner, zar-
ter und durchsichtig. Die weiche »Pia Mater« ist die
innerste und berührt direkt das Rückenmark, sie ist
ebenfalls fein und dünn und enthält Blutgefäße.
Diese Schutzhülle um das Rückenmark ist eine Art
Schlauch mit mehreren Anschlüssen an den Wirbelkanal zwischen dem Hinterhauptsloch und der
zweiten Anschwellung des Kreuzbeins. Die Hirn-
bzw. Rückenmarkshäute stellen die Verbindung her
zwischen den Knochen, an denen sie befestigt sind,
und dem Nervengewebe, das sie schützen und
nähren.

Die drei Hirnhäute »Dura mater«, »Arachnoidea« und »Pia Mater« bilden eine Schutzhülle um Gehirn und Rückenmark.

8. Die Hirnflüssigkeit

Die Hirnflüssigkeit wird ständig erneuert und hat
als Hauptaufgabe, die Nervenzellen des Gehirns
und des Rückenmarks zu ernähren, sowie Abfallstoffe, die bei der Zelltätigkeit anfallen, abzutrans-
portieren. Sie trägt also einerseits zum Stoffwechsel
bei, bietet andererseits aber auch Schutz vor mecha-
nischen Einflüssen auf das Zentrale Nervensystem.
Das Gehirn und das Rückenmark werden von dieser
Stoßdämpfer-Flüssigkeit umspült und so vor Stößen
bewahrt. Die Flüssigkeitsmenge beträgt zwischen
80 und 100 Kubikzentimetern, kann sich aber im
Krankheitsfall beträchtlich erhöhen. Mit dem Alter
nimmt ihre Menge allmählich zu. Diese Flüssigkeit
ist hell, etwas klebrig, von salzigem Geschmack und
besteht zu 98,5 % aus Wasser.

Die Hirnflüssigkeit ernährt die Nervenzellen des Gehirns und des Rückenmarks.

9. Eine phantastische Teamarbeit

Damit die Wirbelsäule harmonisch funktionieren
kann, muß jede ihrer Teilstrukturen in sich harmonisch funktionieren und alle müssen auch harmonisch zusammenarbeiten und koordiniert werden.

*Die Funktion der
Wirbelsäule hat
Auswirkungen auf
das Leben eines
Menschen.*

Die Wirbelsäule ist ein Beispiel für die Art der-
Wechselbeziehungen im menschlichen Körper. Es
gibt mechanische, strukturelle, muskuläre und neurologische Wechselbeziehungen. Die Funktion der
Wirbelsäule hat Auswirkungen auf das Leben eines
Menschen, und zweifellos hat das Leben Auswirkungen auf die Wirbelsäule.

Der knappe Überblick über die einzelnen Strukturen, aus denen die Wirbelsäule besteht, ist noch
keine Beschreibung ihrer fantastischen Teamarbeit,
die wir nicht einmal wahrnehmen.

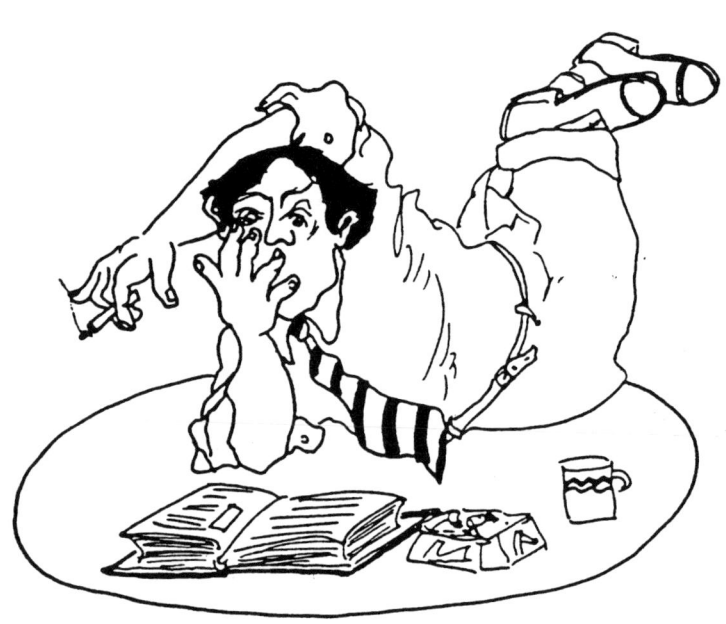

Jeder Versuch, die Wirbelsäule mit einem Baum,
einer Perlenkette, einem Propeller oder einem Segel-
mast zu vergleichen, kann nur eine vereinfachte
Skizze sein. Und doch können wir uns dadurch vorstellen, daß der menschliche Körper nicht irgendeine Maschine ist, die jederzeit eine Panne haben
kann, sondern vielmehr das Ergebnis einer beein-
druckenden Organisation, die dem Zufall keinen
Platz einräumt, denn sie besteht aus einem Gewebe
von Wechselbeziehungen, die das Leben ausmachen.

Die unvorstellbare Anzahl von Faktoren, die zu
einem bestimmten Zustand einer Wirbelsäule
führen, spricht für das Konzept der Einmaligkeit. Es
gibt keine zwei gleichen Wirbelsäulen, und wenn
man sich die Einmaligkeit eines jeden »Falles« vor
Augen hält, so wird man jeder Einheitstherapie gegenüber mißtrauisch – und dabei werden immer
wieder Allheilmittel angeboten, die »endlich das
Rückenleiden heilen«.

*Jede Ein-
heitstherapie der
Wirbelsäule ist
abzulehnen, weil
es keine zwei
identischen
Wirbelsäulen gibt.*

Die Schmerzen eines leidenden Menschen zu lindern ist lobenswert, solange der therapeutische Eingriff nicht das Gleichgewicht und die Vollkommen-
heit einer klugen Organisation beeinträchtigt. Es ist
sehr wohl möglich, daß die Schmerzen wertvolle
Hinweise sind, die der »treue Freund« gibt, um uns
verständlich zu machen, daß eine anormale Situation
vorliegt. Die Schmerzen sind vielleicht gar keine
Feinde, die es um jeden Preis zu besiegen gilt, sondern vielmehr das Mittel, das der menschliche Körper besitzt, um uns eine Botschaft zu übermitteln, in
der es um Gesundheit und Leben gehen könnte.

Kapitel 3

Mißbrauchte Rücken
oder
Rückenleiden

*Rückenleiden wer-
den auf vielfältige
Art und Weise
bekämpft: von der
Massage über
Chiropractic bis
zur Chemo-
nukleolyse.*

Rückenleiden gleichen zum Verwechseln einem Feind, den es zu besiegen gilt, und so hat sich die Medizin auch mit den verschiedensten Techniken bewaffnet für den großangelegten Versuch, einen Sieg über diese schmerzhafte Geißel zu erringen. In diesem Krieg ist alles erlaubt, was bezahlt wird, von der einfachen Massage, von Injektionen, Elektrotherapie, Akupunktur und Chiropractic über die chemischen Waffen bis hin zur Chemonukleolyse, Mikrochirurgie und Psychotherapie.

Der Mensch hat es geschafft, Techniken zu entwickeln, die ganz objektiv darlegen, in welcher Lage sich die Bandscheibe zur Nervenwurzel befindet. Die Untersuchung zeigt es eindeutig. Da hat man sie in flagranti erwischt: Eine Bandscheibe ist wie in einem Sandwich zwischen zwei Wirbeln eingeklemmt und drückt auf einen Nerv. Die armen Wirbel müssen ihrerseits Muskeln gehorchen, die aber auch nicht viel ausrichten können, denn sie müssen tun, was das Nervensystem befiehlt. Diese unangenehme Situation verursacht Schmerzen, und die Bemühungen um Heilung bestehen vor allem darin, den Schmerz zu beseitigen. Dann kommt es immer schlimmer! Die Schmerzen scheinen sich schnell zu vermehren, denn die Ausgaben zu ihrer Beseitigung und die Zahl der Operationen steigen unaufhörlich steil an.

Was aus dem Arzneibuch gegen Rückenleiden angewandt wird, sind hauptsächlich schmerzstillende und entzündungshemmende Mittel. Was aber die Schmerzen und Entzündungen verursacht haben kann, scheint kaum jemanden zu interessieren. Wenn die angewandten Mittel sich als unwirksam herausstellen, was kann man tun? Neue stärkere Mittel verwenden? Den chirurgischen Eingriff ins Auge fassen? Zu den Beruhigungsmitteln übergehen? Es ist interessant festzustellen, daß der Verkauf

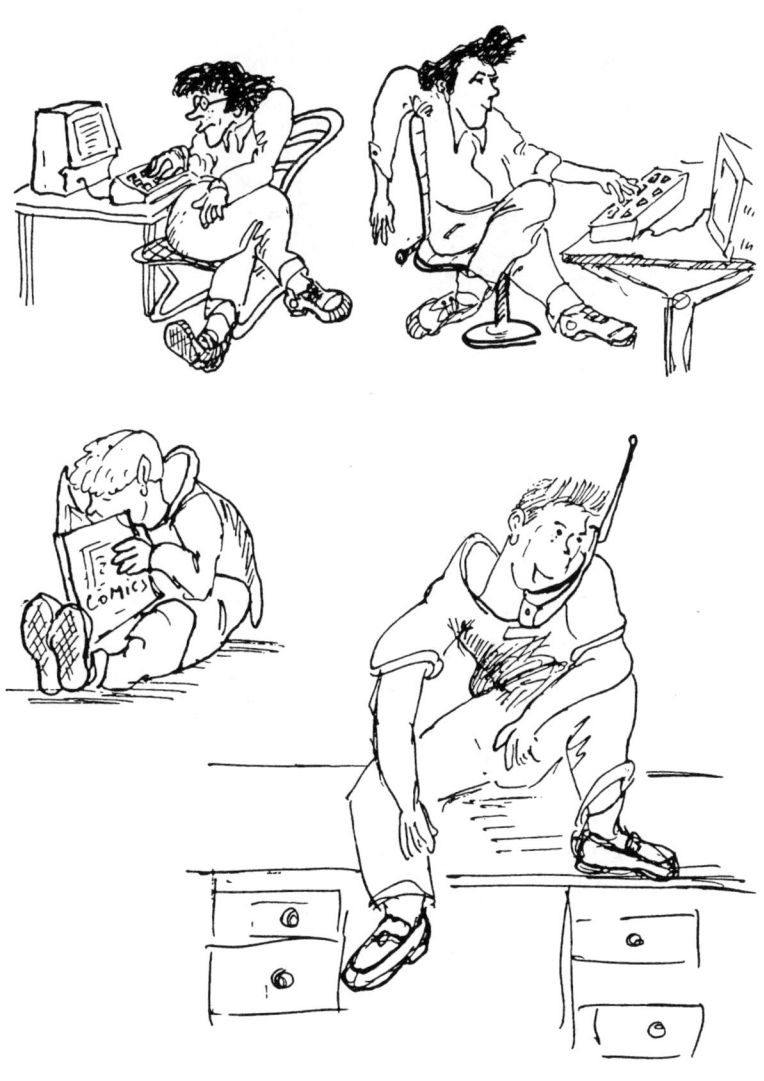

Körperhaltungen: überbeanspruchter Rücken

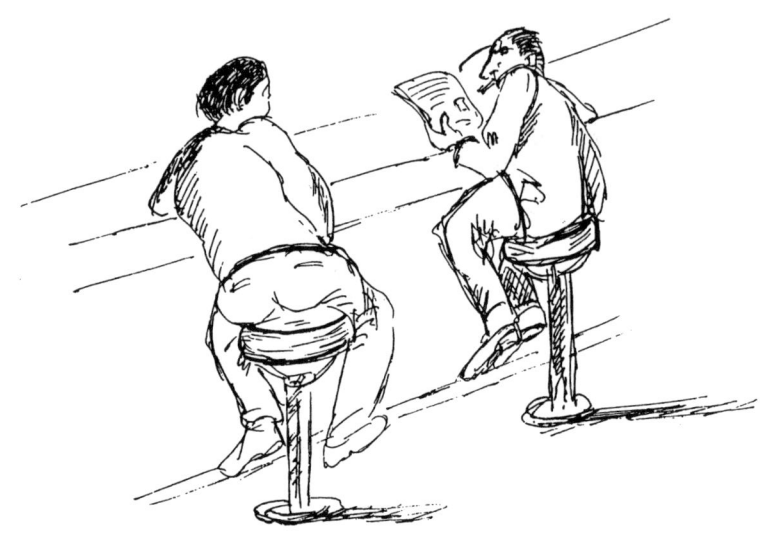

von Beruhigungs- und Schlafmitteln von Jahr zu
Jahr mit am stärksten steigt.

»Unsere Priester sind nicht das, was das einfache
Volk denkt. Unsere Gutgläubigkeit erst macht
ihre Wissenschaft aus.« (Voltaire)

*Ein besseres
Verständnis des
Zusammenspiels
der Wirbelsäule
fördert die
Heilungschancen.*

Während der Kampf an der Schmerzfront heftig
tobt, werden wir versuchen, die Vorgänge, die das
harmonische Zusammenspiel der Wirbelsäule stör-
en können, zu untersuchen und zu verstehen. Vorher haben wir uns natürlich durch röntgenologische
und labortechnische Untersuchungen davon überzeugt, daß es sich weder um einen Bruch noch um
einen infektiösen oder bösartigen Entzündungsherd
handelt.

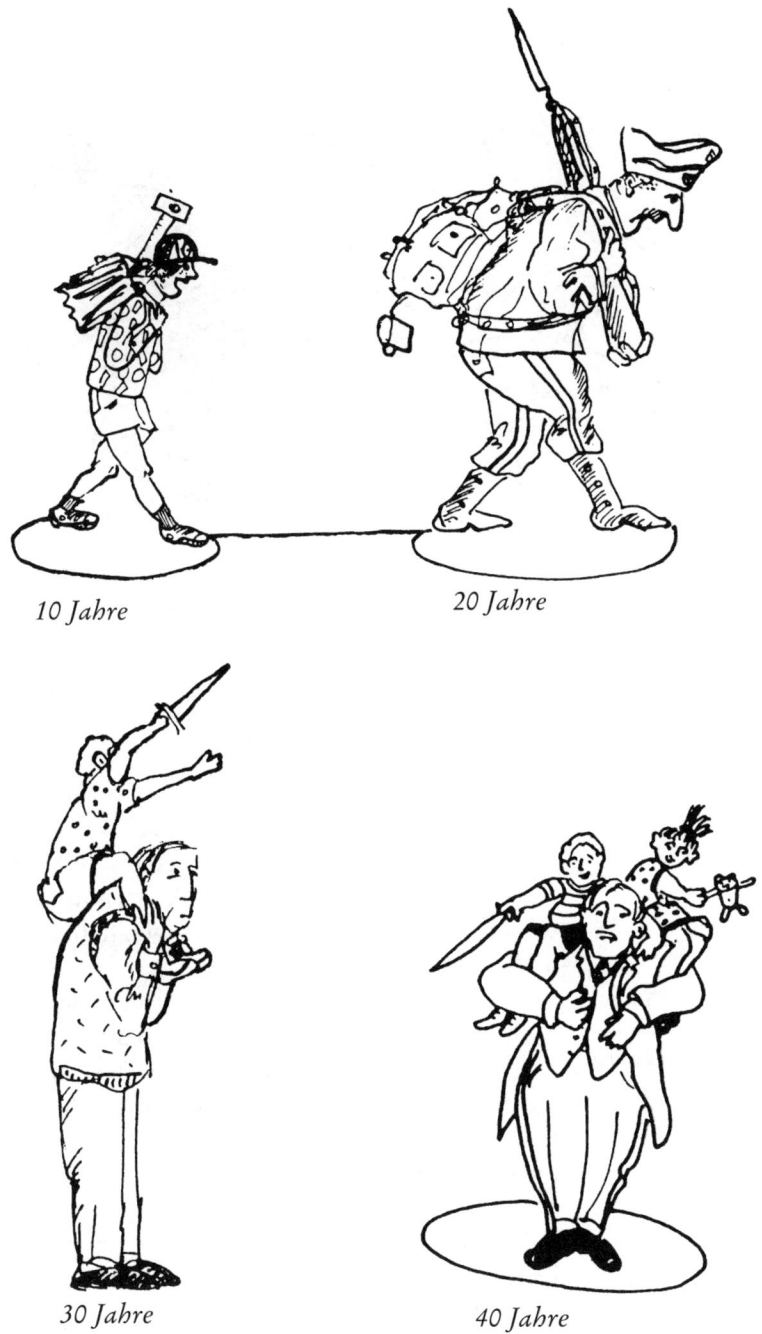

10 Jahre

20 Jahre

30 Jahre

40 Jahre

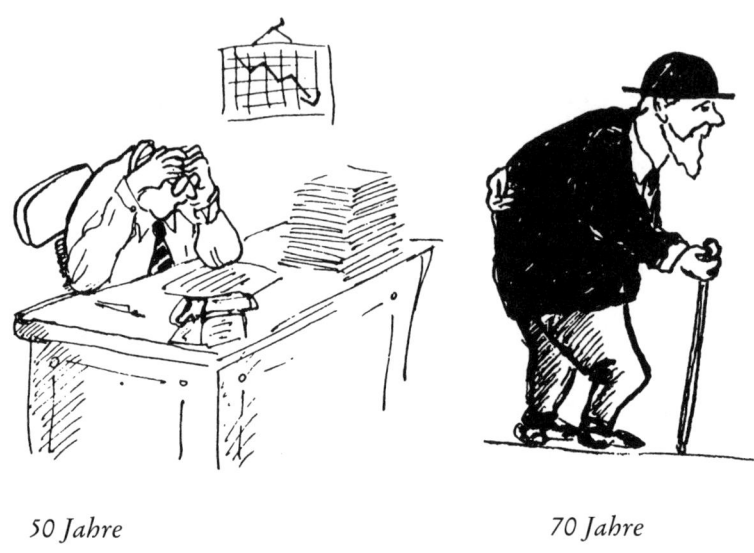

50 Jahre   70 Jahre

Definition

Bevor wir uns mit den Störungen der Wirbelsäule befassen, scheint es uns sinnvoll, klarzumachen, was wir unter »Streß« und unter »Beweglichkeit der Gelenke« verstehen.

Streß ist der Zustand der Spannung oder des Drucks.

a) Streß ist ein aus dem Englischen kommender Begriff, der einen Zustand der Spannung oder des Drucks bedeutet. Das Phänomen des Stresses tritt auf, wenn eine oder mehrere Variablen des Organismus an die äußerste Grenze ihrer Belastbarkeit getrieben werden.

b) Beweglichkeit der Gelenke: Jedes Gelenk hat eine ihm eigene Beweglichkeit. Sie wird als normal bezeichnet, wenn die anatomischen und physiologischen Grenzen respektiert werden. Die vom Nervensystem kommandierten Muskeln erlauben die Bewegung des Gelenks, indem sie sich zusammenziehen und entspannen.

Beispiel für Gelenkstreß:
Wenn der Unterarm mit dem Oberarm einen 90-Grad-Winkel bildet, befindet sich das Ellenbogengelenk in einer neutralen Stellung, die zwei Möglichkeiten beinhaltet, entweder den Arm durch Zusammenziehung des Trizeps auszustrecken oder ihn durch Zusammenziehung des Bizeps zu beugen. Würde man, wenn der Arm ganz ausgestreckt ist, noch einen zusätzlichen Druck ausüben und das Gelenk bis an die äußersten Grenzen seiner Beweglichkeit zwingen, könnte dieses in einen Streßzustand geraten, und ein Schmerz könnte uns signalisieren, daß wir zu weit gegangen sind.

Die Muskeln, die vom Nervensystem kommandiert werden, erlauben die Beweglichkeit der Gelenke.

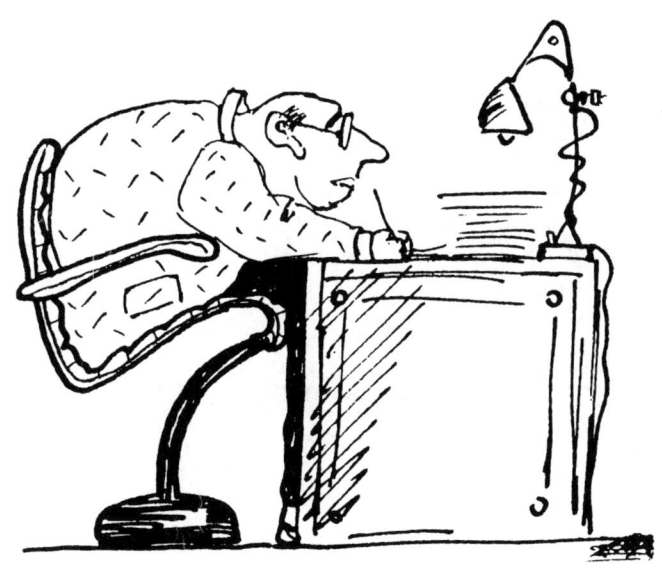

Arbeitshaltung

Schmerz ist ein Warnsignal, daß die äußerste Belastbarkeit an der entsprechenden Stelle erreicht ist.

An dem Beispiel der Überdehnung des Ellenbogens stellen wir fest, daß der Schmerz, den das Nervensystem aussendet, nichts anderes ist als das Zeichen des »treuen Freundes«, der uns zu verstehen geben will, daß der Ellenbogen die äußerste Beweglichkeitsgrenze seines Gelenks erreicht hat. In diesem Stadium wäre es möglich, den Ellenbogen und den »treuen Freund« zum Schweigen zu bringen, indem man das therapeutische Arsenal anwendet wie Drogen, Hitze, Kälte, Ultraschall, Laser, Massagen, Einreibungen usw. – aber wäre diese Haltung vernünftig? Wäre es nicht besser, den Druck auf den Ellenbogen zu vermindern, damit er sich wieder innerhalb der normalen Grenzen seiner physiologischen Beweglichkeit rühren kann? Muß man dem Schmerz den Krieg erklären, wo es doch seine Aufgabe ist, uns darauf aufmerksam zu machen, daß der Ellenbogen als Ganzes in Gefahr ist?

Arbeitshaltung

A. Symptome

Jedes Symptom hat seine Entstehungsgeschichte:

1. Die Lumbalgie

Unter Lumbalgie oder Lumbalsyndrom verstehen wir Schmerzen, die in der Lumbal-, das heißt Lendenwirbelregion auftreten. Diese Schmerzen können durch eine Überanstrengung, eine ungewohnte Arbeit oder eine schlechte Körperhaltung auftreten. Sehr oft wird die Behandlung durch Nichtbeachtung Erfolg zeigen, denn die Schmerzen verschwinden dann, um möglicherweise nach Tagen, Wochen oder Monaten wieder aufzutauchen, manchmal mit, manchmal ohne offensichtlichen Anlaß. Diese Schmerzen sind Alarmzeichen. Ein, zwei oder drei Gelenke sind an ihrer Belastbarkeitsgrenze angelangt und äußern ihre Besorgnis.

Schmerzen in der Lendenwirbelregion basieren auf Überanstrengung, ungewohnter Arbeit und schlechter Körperhaltung.

a) Die Symptome:

Schmerzen im Lendenwirbelbereich können dumpf oder eher stechend sein, sie können auf die Seiten und das Becken ausstrahlen oder auch genau im Wirbelsäulenbereich bleiben; sie können Stunden oder Tage dauern, die Art zu gehen beeinflussen oder auch nicht, das Urinieren, die sexuellen Funktionen oder den Monatszyklus stören oder ein Kribbeln in den Beinen mit sich bringen. Es gibt so viele mögliche Varianten, wie es Individuen gibt, um eine kleine, vor übergehende, punktuelle Störung in der Wirbelsäule anzuzeigen.

Schmerzen im Lendenwirbelbereich können dumpf oder eher stechend sein.

b) Die Ursachen für Lumbalgien:

Die Ursachen sind ebenso zahlreich und verschieden wie die Menschen, die davon betroffen sind.

Eine Vielfalt von Faktoren kann das Gleichgewicht der Wirbelsäule stören.

Eine Vielfalt von Faktoren kann das Gleichgewicht der Wirbelsäule stören: Alter, Gewicht, Körperbau, Lebensweise und Gewohnheiten, zum Beispiel die Art, Auto zu fahren oder eine Last zu tragen, die individuelle Haltung (die wieder abhängig ist von der psychischen Verfassung), Sehschärfe, die Qualität des Fernsehsessels, des Bettgestells, des Kopfkissens, der Matratze, die Qualität der Schuhe, das Wetter, etc. Alle diese Faktoren und noch viele andere können auf das Zusammenspiel der Muskeln und in Abhängigkeit davon auf die Beweglichkeit der Gelenke einwirken.

Angesichts der Vielfalt von Symptomen und der Vielfalt von Ursachen, die zu Lendenwirbelsäulen-Syndromen führen können, erscheint uns jede Einheitstherapie verkürzend, vereinfachend und außerstande, die nötigen wissenschaftlichen Kriterien zu berücksichtigen. Die einzige Art und Weise, die besondere Lumbalgie einer besonderen Person zu erkennen, besteht darin, diese besondere Person als solche zu untersuchen, vom Kopf bis zu den Füßen.

Die Störung einer Wirbelsäule versteht man nur, wenn man die Gesamtheit des Körpers der Person erkennt.

Hat man die Störung der Wirbelsäule erkannt, so versteht man sie, indem man die Gesamtheit des Körpers einer Person erkennt, unter Berücksichtigung der drei dynamischen Faktoren Gang, Atmung und Art zu schlucken.

c) Drehbuch und Dialoge im Lumbalbereich:

Die Geschichte verläuft folgendermaßen:
Am Anfang entsteht aufgrund einer Ursache x, die ein heftiger Stoß, eine falsche Bewegung, eine Überanstrengung sein kann, ein Ungleichgewicht zwischen den beteiligten Muskeln und ihren Gegenspielern, eine asymmetrische Verspannung.

Die Geschichte geht weiter, indem ein Gelenk seine normale Position aufgeben muß und sich ge-

zwungen sieht, nahe der Grenze seiner Beweglichkeit zu verharren ganz wie der Ellenbogen, der
durch zu starke Spannung des Streckers (Hypertonie des Trizeps) und zu geringe Spannung des Beu-
gers (Hypotonie des Bizeps) überdehnt ist.

Da die Muskelspannungen das Gelenk in eine extreme Position drängen, kann dieses nicht mehr
seine volle ursprüngliche Funktion ausüben; es beschließt, seinen unmittelbaren Nachbarn anzuspre-
chen und sagt zu ihm:

»Ich bin im Moment voll eingespannt, kannst du
mir etwas aushelfen?«

Und sein Freund für immer antwortet ihm:

»Klar, mach dir keine Sorgen, ich kümmere mich
darum.«

Das befreundete Gelenk nimmt also eine zusätzliche
Arbeit auf sich, und für den Körper als Ganzes sieht
alles bestens aus, er scheint ohne Schwierigkeiten
wieder zu funktionieren. In diesem Stadium gibt es
mindestens drei Varianten, wie es weitergeht:

- Der Streß, der auf das erste Gelenk eingewirkt hat,
  hört auf. Das Gelenk sagt zu seinem Nachbarn, er
  könne die normale Arbeit wieder aufnehmen und
  dankt ihm für seine Hilfe. Der Alarmzustand ist
  vorüber. Sollte ein kleiner Schmerz aufgetreten
  sein, so verschwindet er schnell wieder.

  *Gelenke versuchen
  sich gegenseitig zu
  helfen, Muskel-
  spannungen aus-
  zugleichen.*

- Die Streßsituation bleibt erhalten. Das befreundete Gelenk, das versprochen hatte einzusprin-
  gen, lädt eine zu große Arbeit auf sich. Seine
  Widerstandskraft läßt nach, und es fühlt sich seinerseits gestreßt. Ihm bleibt nichts anderes übrig,
  als den nächsten Nachbarn um Hilfe zu bitten.
  Dieser sagt selbstverständlich im Rahmen seiner
  Möglichkeiten zu, vielleicht um den Preis einiger
  Schmerzen, aber sie sind noch nicht schlimm.

»Solidarität und gegenseitige Hilfe«ist die goldene Regel im menschlichen Körper.

Um diesen Ablauf gut zu verstehen, sollte man sich daran erinnern, daß der »treue Freund«, um das Gesetz der Homöostase immer einzuhalten, im menschlichen Körper eine goldene Regel aufgestellt hat: *»Solidarität und gegenseitige Hilfe«*.

- Der Streß nimmt zu. Das erste Gelenk ist erschöpft, es verharrt in einer falschen Haltung. Seit Stunden, Tagen, Monaten oder Jahren mußte es angespannten Muskeln gehorchen, die nicht mehr in der Lage waren, sich zu entspannen. Es hat die äußerste Grenze seiner Beweglichkeit erreicht, und eine zusätzliche Spannung, aus einem anscheinend nichtigen Anlaß, verschlimmert den Streß und macht ihn unerträglich. Sie ist der Tropfen, der das Faß zum Überlaufen bringt! In diesem Stadium geht es nicht mehr darum, die benachbarten Gelenke um Hilfe zu bitten; sie haben sich schon bemüht, den Verlust an Beweglichkeit ihrer »Arbeitskollegin« auszugleichen. Der Chefingenieur, der »treue Freund« wird von dieser unhaltbaren Situation in Kenntnis gesetzt und beruft eine Konferenz mit dem zentralen Nervensystem ein. Die Schmerzen werden präziser gefühlt.

Aus dem Konferenz-Protokoll:

- Das erste Gelenk, das von den verspannten Muskeln in eine extreme Position gezwungen wird, empfindet Streß und beklagt sich.
- Die Nachbargelenke, die zu einer Zusatzarbeit herangezogen wurden, sind auch überfordert, also gestreßt, und beklagen sich.
- Die Muskeln, Sehnen und Bänder beklagen sich ebenfalls über Streß, denn sie haben pausenlos Überstunden gemacht.

Noch bedeutet die Summe all dieser Klagen nur einige Schmerzen, die wie Muskelverspannungen empfunden werden, wie eine Ermüdung im unteren Rückenteil – irgend etwas stört und macht einen auf seine Lendenwirbel aufmerksam. Die Gesamtbeweglichkeit ist leicht eingeschränkt; man merkt es an gewissen Schwierigkeiten, aus dem Auto auszusteigen oder von einem niedrigen Sessel hochzukommen, aber man kann noch gehen und stehen.

Die Summe einiger Schmerzen, die empfunden werden, macht nur darauf aufmerksam, daß ein zentraler Punkt im Körper gestört ist.

Ende:

Unsere Geschichte kann nun auf verschiedene Weise zu Ende gehen:

a) Möglicherweise findet der »treue Freund« die Lösung dieser anormalen Spannung. Beim Ausruhen, Gehen, Atmen, Schlucken kann Streß abgebaut und auf natürliche Weise die Harmonie und das Gleichgewicht zwischen Muskeln, Sehnen, Bändern und Gelenken wiederhergestellt werden. Das Gelenk genießt wieder seine alte Beweglichkeit, und die Schmerzen sind bald nur noch eine unangenehme Erinnerung. Ende gut, alles gut.

b) Die Muskelspannungen bleiben und werden zu echten Kontraktionen, also Muskelverkürzungen, die die Beweglichkeit der Gelenke einschränken. Von Gelenk zu Gelenk nimmt die Möglichkeit, Hilfestellung zu leisten ab, Schmerzen im Lendenwirbelbereich bauen sich auf und werden chronisch. Durch die kleinste Bewegung oder Fehlhaltung können sie verschärft werden. Stundenlang am Schreibtisch sitzen hält man kaum noch aus, allein der Gedanke an den Geschlechtsakt erinnert an olympischen Zehnkampf. Durch das Wechselspiel der Beziehungen können die Schmerzen der Lendenwirbelsäule se-

Eine allopathische Behandlung kann kurzfristig eine gewisse Erleichterung bringen.

kundäre Rücken- oder Nackenschmerzen nach sich ziehen, oder Kopfweh oder funktionelle Störungen.

Das ist oft die Zeit der Flüche: Himmel, Erde, Auto, das Bett, ein unglücklicher Stein unterm Schuh, das Schuhe-Zubinden, das Hose-Anziehen, alles wird verwünscht. Nach der Verwünschungsphase folgt im allgemeinen das Aufsuchen des Arztes und der Zugang zu den in Hülle und Fülle angebotenen Techniken und Methoden, den Rücken zum Schweigen zu bringen.

Nebenbei ist zu bemerken, daß eine allopathische Behandlung auf der Basis von schmerz- und entzündungshemmenden Mitteln eine gewisse Erleichterung bringen kann. Diese ist aber leider nur vorübergehend, denn einen Schmerz zu unterdrücken, der von Gelenk- und Muskelstreß herrührt, bedeutet nicht die Ursache dieses Schmerzes zu beseitigen. Daher rührt die therapeutische Vagabundiererei und die hohe Anzahl an Rückfällen und Mißerfolgen.

2. Ischias

Das Leben kann weitergehen, die Arbeit, das Autofahren. Die Schmerzen verschwinden und kommen wieder, je nach Therapie und Aktivitäten – und dann, eines schönen Tages, durchfährt plötzlich ein jäher Schmerz die hintere Seite des Beins, wie ein Brennen, wie »ein Hund, der einen in die Wade beißt«.

Die Wirbelgelenke haben seit einiger Zeit schon ihre Beweglichkeit verloren. Zwischen zwei Wirbeln sitzt eine arme Bandscheibe in der Falle und übt, obwohl sie es gar nicht möchte, einen leichten Druck auf den Ischiasnerv aus, dort, wo dieser das Rückenmark verläßt. Die Rückenmarksnerven bitten niemanden um Aushilfe, sie ertragen nicht den

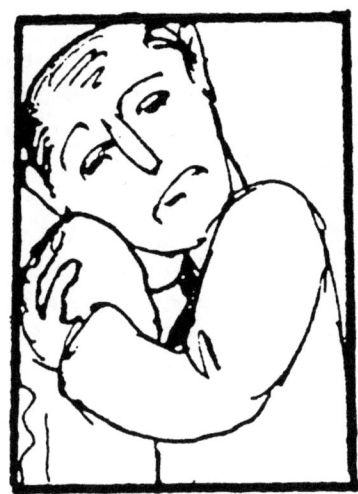

*Ischiasschmerz ist
meist die Folge
einer Disharmonie
der Muskeln und
Gelenke.*

Eingeklemmt

geringsten Druck; diese Art Streß ist etwas für Muskeln, Sehnen, Bänder, Gelenke, aber nichts für das
Nervensystem. Der Ischiasnerv ist der dickste des
menschlichen Körpers, er ist äußerst sensibel und
der Lieblingsnerv des Rückenmarks. Die geringste
Störung durch Druck von der Bandscheibe löst sehr
heftige Schmerzen aus, und man kann kaum noch
oder gar nicht mehr gehen.

Es tut schon weh, auf dem Rücken zu liegen und
ein Glas auf dem Nachttisch zu greifen, sich zu
schneuzen oder zu husten, denn jede Muskelkontraktion erhöht leicht den Druck, den die Bandscheibe auf die Nervenwurzel ausübt.

Außer bei extrem seltenen Unfällen tritt Ischiasschmerz nie spontan auf, er kündigt sich lieber
durch Lumbalgien an, deren Ursachen aber allzuoft
übergangen wurden. In diesem Sinn ist er ein chro-
nisches Leiden, das heißt die Folge einer Disharmonie der Muskeln und Gelenke.

Weitere Entwicklung:

Die Phase der Verwünschungen wird abgelöst von der wehleidigen Phase. Die Schmerzen sind scheußlich, und viele sagen, sie wissen nicht mehr,»welchen Heiligen sie anrufen sollen«, denn die Heiligen sind zahlreich, fast so zahlreich wie die Techniken, die von den Händlern im Tempel angeboten werden. Der leidende Mensch ist anfälliger geworden, verletzbar, bereit, alles zu tun, damit das Übel verschwindet. Seelisch und körperlich sinkt er so, wie die Rezepte zur Neige gehen. Der Ischiasschmerz hat seine Zeit gebraucht, um sich einzurichten, er wird seine Zeit brauchen, um wieder zu gehen.

3. Lumbago (Hexenschuß) und steifer Nacken

Lumbago (Hexenschuß) ist eine Blockierung im Lendenwirbelbereich, steifer Nacken eine Blockierung im Halswirbelbereich.

Während sich der Ischias im allgemeinen die Mühe macht, sich durch Lumbalgien anzukündigen, ist der Hexenschuß nicht so höflich. Er ist brutal, warnt nicht vor und kann durch die unscheinbarste Bewegung ausgelöst werden. Von Schmerzen gekrümmt zu sein, unfähig, sich zu bewegen, ist sicher nicht sehr angenehm, und doch muß man verstehen, daß der Lumbago ein kluges Verhalten des »treuen Freundes« ist, denn eine Blockierung im Lendenwirbelbereich ist, genauso wie die Blockierung im Halswirbelbereich (steifer Nacken), eine Schutzmaßnahme.

Um dieses wunderbare Verteidigungssystem zu verstehen, nehmen wir wieder das Beispiel des Ellenbogens, der an der Grenze seiner Dehnungsmöglichkeit angelangt ist. Mit Hilfe eines ganz sanften und allmählichen Drucks wäre es durchaus möglich, den Ellenbogen um noch ein paar Grade mehr zu überstrecken. Eine plötzliche Bewegung, die die Überstreckung zu erzwingen versuchte, könnte dagegen nur zwei Auswirkungen haben:

- entweder eine Verstauchung des Ellenbogens, wenn der Druck sehr gewaltsam kommt;
- oder eine regelrechte Blockierung des Ellenbogens, wobei alle umgebenden Muskeln mobilisiert werden, damit jede weitere Bewegung unmöglich wird, denn diese könnte das Gelenk schädigen, weil es gezwungen würde, über seine anatomischen und physiologischen Grenzen hinauszugehen.

Hexenschuß und steifer Nacken werden von sehr starken und schmerzhaften Muskelkrämpfen begleitet. Diese »verkrampften« Muskeln verhalten sich wie die Wächter eines bedrohten Gelenks. Hexenschuß und steifer Nacken können infolge einer ganz normalen Bewegung auftreten, die allein nicht für die Blockierung verantwortlich gemacht werden kann. Ein schlichter Luftzug, Schuhe-Zubinden, eine Socke aufheben, mit dem Auto ein Stückchen rückwärts fahren ... Die albernsten Auslöser kommen da zusammen, denn die Blockierung kann jeden jederzeit in jeder Stellung überraschen, unter einer Bedingung: daß das Umfeld günstig ist, zum Beispiel durch Streß aller Art.

Hexenschuß und steifer Nacken werden von sehr schmerzhaften Muskelkrämpfen begleitet.

4. Neuralgie

Die Neuralgie im Schulterarmbereich ist für den Halswirbelbereich das, was der Ischias für den Lendenwirbelbereich ist. Diesem Leiden gehen meist Nackenschmerzen, Hals- oder Brustwirbelsäulensyndrome voran, das heißt Schmerzen im oberen Rücken, die von einem Ungleichgewicht der Muskeln und Gelenke herrühren. Ein Luftzug, eine falsche Bewegung, eine Fehlhaltung oder jeder sonstige Faktor können die Muskelverspannungen in einem solchen Maße verstärken, daß der Druck auf die Bandscheibe eine Bedrohung für die Nerven-

Die Neuralgie ist eine Blockierung im Schulterarmbereich, der häufig Schmerzen im oberen Rückenbereich vorausgehen.

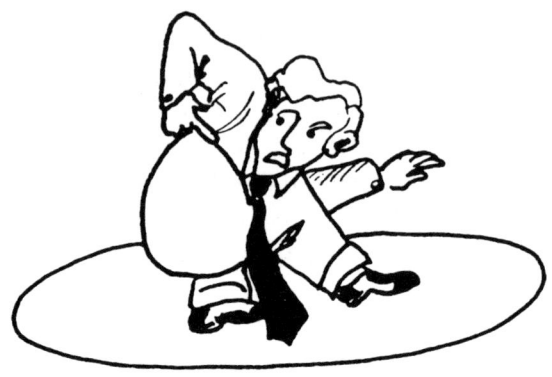

Haben Sie Schmerzen?

wurzel darstellt, die sozusagen protestiert. Die
Neuralgie kann Tage, Wochen oder Monate nach irgendeinem Trauma auftreten. Je länger dieses
zurückliegt, desto schwieriger wird es, die Verbindung zwischen dem Schock und der Neuralgie her-
zustellen.

Diese äußert sich zunächst nur durch Kribbeln
der Fingerspitzen oder Schwierigkeiten, sich den
Büstenhalter anzuziehen, oder dadurch, daß man
sich nicht mehr kämmen kann. Die betroffene Nervenwurzel liegt zwischen dem fünften Hals- und
dem dritten Brustwirbel; die wahrgenommenen
Symptome hängen vom Grad der Störung, dem seit-
her verstrichenen Zeitraum und der Intensität des
Gelenk- bzw. Muskelstresses ab.

Galenus gibt in seinem Werk »De Locis Affectis«
aus dem Jahre 160 n. Chr. seine Erfahrung in einem
berühmt gewordenen Fall wieder:

»Durch einfache Behandlung der Wirbelsäule er-
zielte ich dieses wundersame und erstaunliche Re-

sultat, obwohl ich den Rücken und nicht die Finger behandelte.«

Es ist wichtig zu wissen, daß nicht alle Schmerzen im Arm Neuralgien sind. Daher muß eine Diagnose mit Hilfe von Röntgenaufnahmen erstellt werden, denn die Neuralgie kann auf verschiedene Weise an verschiedenen Stellen der Schulter, der Hand und der Finger auftreten. Eine chemische Behandlung, die sich auf Unterdrückung des Schmerzes beschränkt, kann den Verlust wertvoller Zeit bedeuten, denn die durch Schmerzmittel eingeschläferte Nervenwurzel ist ja weiterhin dem Muskel- bzw. Gelenkstreß der Halswirbelsäule ausgesetzt. Je stärker die Nervenwurzel gestört ist, desto heftiger sind die Schmerzen, desto hartnäckiger richtet sich das Ungleichgewicht der Wirbel ein und desto mehr ist die Heilung gefährdet. Die Ursache einer Neuralgie nicht zu behandeln, kann bedeuten, daß man gravierende funktionelle Störungen hervorruft, die die Funktion des Armes beeinträchtigen. Nicht selten sieht man Menschen, die mit Schmerzmitteln behandelt wurden, dann Wochen oder Monate leiden; sie können schließlich nicht einmal mehr eine Gabel zum Mund führen. Ein länger andauerndes neurologisches Leiden führt zu Muskelschwund in der Schulter, im Oberarm, Unterarm und in der Hand sowie zu einem Verlust an Beweglichkeit. Dieser wird immer schlimmer und führt schließlich eventuell zu einer regelrechten Lähmung des Arms.

Ein länger andauerndes neurologisches Leiden kann leider bis zu einer regelrechten Lähmung führen.

Obwohl also der »treue Freund« ohne Unterlaß Signale ausgesendet hat, zunächst in Form einfacher Störungen im Halswirbelbereich (HWS-Syndrom), dann in Form von Nackenschmerzen, dann durch Kribbeln in den Fingerspitzen (Parästhesie), dann durch verschiedene Schmerzen im Arm, dann durch Teillähmung (Parese), kann eine einfache Störung des Gleichgewichts der Muskeln und Gelenke, wenn sie nicht richtig erkannt und behandelt wird, schließlich zu einer echten Lähmung führen.

Zusammenfassung und Schlußfolgerung

Lenden-, Brust- und Halswirbelsyndrome sind Warnsignale, daß ein Ungleichgewicht bei Muskeln und Gelenken vorliegt.

Lenden-, Brust- und Halswirbelsyndrome sind mehr oder minder starke, mehr oder minder chronische Schmerzen in den drei Abschnitten der Wirbelsäule, die sich aber mit Sicherheit bei der nächsten Gelegenheit verschlimmern, wenn sie unsachgemäß behandelt werden. Diese Schmerzen sind keine Schicksalsschläge oder göttliche Strafen, sondern Warnsignale, die uns gezielt darauf hinweisen, daß ein Ungleichgewicht bei den Muskeln und Gelenken vorliegt in Verbindung mit einer Minderung der optimalen Beweglichkeit.

Der »Hexenschuß« und der »steife Nacken« bedeuten einen einschneidenden Verlust der Beweglichkeit und stechende Schmerzen. Bei günstigem Umfeld kann eine ganz alltägliche und geringfügige Bewegung die Krise auslösen. Hier schießt keine Hexe, es ist auch nicht die Schuld der Schuhe oder der Hose, die man sich anzieht, oder der Zähne, die man sich putzen möchte.

Es handelt sich um einen Sicherheitsriegel, der automatisch vorgeschoben wird, weil das Nervensystem als Ganzes bedroht ist.

Ischias und Neuralgien sind Schmerzen, die auf die Störung einer Nervenwurzel hindeuten.

Ischias und Neuralgien sind heftige Schmerzen, die auf eine Störung einer Nervenwurzel hinweisen. Fast immer war dabei das Nervensystem so höflich und rücksichtsvoll, mit LWS-, BWS- oder HWS-Syndromen vorzuwarnen.

Deutet man diese Symptome falsch, so werden sie falsch behandelt und verschlimmern sich. Millionen Menschen, die in ihrer Handlungsfähigkeit eingeschränkt sind, die nicht mehr arbeiten oder nicht mehr lieben können, sind bereit, an alle Erklärungen und Heilmittel zu glauben und alles zu tun, um wieder neu leben und die Schmerzen, die ihre Existenz ruinieren, vergessen zu können. Es liegt am Jahrhundert, in dem wir leben, am Auto, an den fehlenden Muskeln, den Bandscheiben, die man am besten abschaffen sollte, den Wirbeln, die sich nicht geradehalten, den Kindern, die man tragen muß, den Betten, den Stühlen, dem Fernsehen, dem Leben am Schreibtisch, an der Rückhand beim Tennis, am »swing« beim Golf oder an tausend anderen Faktoren, denn es stimmt ja schließlich: Fast alles, was man tut, kann möglicherweise die Wirbelsäule und ihre Funktion beeinträchtigen. Und für manchen »Experten« kommen die Rückenschmerzen daher, daß man vergessen hat, Schmerzmittel oder entzündungshemmende Mittel einzunehmen, oder die berühmte Halskette oder den wunderwirkenden Armreif zu tragen ...

Es ist von größter Wichtigkeit, die Symptome richtig zu deuten, sonst werden sie falsch behandelt und sie verschlimmern sich.

Es ist aber auch verwirrend; Rückenschmerzen können die großen Sportler und die kleinen Hobbysportler bekommen, die großen und die kleinen Ewig-Sitzenden, Junge, Ältere, ohne jeden Unterschied, als bestünde die Regel in der Vielfalt der Ausnahmen, denn nicht alle leiden an der Wirbelsäule.

Einfach nur das Schicksal oder einen äußeren Faktor für die Rückenleiden verantwortlich zu machen, erscheint uns nicht sinnvoll – denn hätte der angeklagte Faktor allein die Schuld, so hätten alle, die demselben Faktor ausgesetzt sind, das gleiche Leiden. Wäre das Jahrhundert schuld, so würde sich noch einige Jahre lang der ganze Planet vor Schmerzen krümmen, wäre es das Auto, so bekäme man mit dem Führerschein automatisch die Berechtigung für einen Invaliditätsausweis usw. Die Vielzahl möglicher Varianten verbietet es, nur einen einzigen Faktor verantwortlich zu machen.

Jedes Individuum ist einzigartig und benötigt deshalb eine individuelle Behandlung.

Jedes Individuum ist einzigartig, jeder Ischias und jedes Lendenwirbelsäulensyndrom sind daher einzigartig und brauchen ihre individuelle Behandlung. Es könnte eine Art und Weise geben, dem Rechnung zu tragen, durch das neue Verständnis des menschlichen Körpers. Mit einer ganz anderen Geisteshaltung und Einstellung erkennen wir, daß die Schmerzen und Syndrome nicht etwa Pannen des »treuen Freundes« sind, der sich aus Dummheit einen Spaß daraus macht, Millionen von Menschen leiden zu lassen, sondern ganz im Gegenteil Zeichen, die uns dazu auffordern, über die wahren Ursachen nachzudenken.

Anstatt dem Rücken den Krieg zu erklären und ihn mit mehr oder minder dubiosen schmerz- und entzündungshemmenden Mitteln zu beschießen, wäre es dann möglich, ihm zuzuhören: Er spricht zu uns, und er spricht sogar sehr viel, bevor er schreit.

Kapitel 4

Der Rücken
hat Beziehungen

E s ist wichtig, die Wechselbeziehungen zu verstehen, die zwischen Iliosacralgelenken,
Wirbeln, Bandscheiben und Nervenwurzeln bestehen, und doch bleiben Fragen wie: »Warum leiden
einige an der Wirbelsäule und andere nicht? Wenn
ein Lendenwirbelsyndrom, ein Ischias oder
Hexenschuß von einem Ungleichgewicht herstam-
men, was sind dann die Ursachen für dieses
Ungleichgewicht?«

Es gibt so viele Antworten wie Menschen. Das
heißt nicht, daß es keine Antwort gäbe, im Gegenteil, es gibt zu viele Antworten, zu viele Ursachen
für ein Ungleichgewicht in der Wirbelsäule; und das
bedeutet, die Antwort liegt in jeder Person selbst.
Wieder einmal wird offensichtlich, daß man den
Wunderrezepten mißtrauen sollte, ebenso wie den
Standardtherapien und den Heftreihen »Übungen
für den Rücken«, die man am Kiosk oder an der
Tankstelle kaufen kann.

Einen Menschen als Ganzes zu untersuchen ermöglicht es, einen Rückenschmerz ganz anders zuzuordnen.

Wenn wir uns auf die Lektion des Physikers Fritjof Capra über die Bestandteile des Atoms besinnen,
so finden wir die Antwort auf die Rückenleiden
nicht unbedingt durch mikroskopische Untersuchungen einer Bandscheibe, sondern eher durch
Untersuchung einer Person als Ganzes. Ein
Rückenschmerz, der ohne offensichtlichen Grund
einfach auftaucht, könnte dann einen ganz anderen
Sinn bekommen, wenn man ihn in die Ganzheit des
Individuums einbeziehen würde.

In diesem Kapitel wollen wir versuchen, einen
Menschen als Ganzes zu untersuchen, vom Kopf bis
zu den Füßen, ohne zu vergessen, daß dieses Individuum auf seine besondere Weise atmet, geht und
schluckt. Erneut sei auf die Grundvoraussetzung
hingewiesen, daß alle labortechnischen und instrumentellen Untersuchungen negativ verlaufen sind
und keine spezifische Krankheit vorliegt.

A. Die aufsteigende Kette

1. Der Fuß

Im Fuß arbeiten 26 Knochen, 107 Bänder und 19 Muskeln zusammen, um in einem Leben etwa 150 000 km zurückzulegen.

Die Summe der Komponenten ermöglicht eine große Zahl von Varianten: Plattfuß, Hohlfuß, Spreizfuß, Senkfuß. Der Fuß ist ein wahres Wunderwerk an Intelligenz; er kann Stöße aller Art aushalten und ein Leben lang einen Körper tragen, der zigmal größer und schwerer ist als er selbst. Eine Knöchelverstauchung, schlechte Schuhe, eine Verletzung am Fuß können die Harmonie der Muskelspannungen, Gelenke und Bänder stören.

Der Fuß kann Stöße abdämpfen und einen Körper tragen, der zigmal schwerer ist als er selbst.

Der Plattfuß ist sehr verbreitet und äußert sich in einer Absenkung des Fußgewölbes und einem nach innen abrollenden Knöchel. Das Schuhwerk einmal anzusehen, ist sehr aufschlußreich. Ist der Absatz seitlich abgenutzt? Wie rollt der Fuß beim Gehen ab? Bildet die Achillessehne beim Gehen einen Winkel zum Absatz, oder ist sie genau vertikal? All dies sind Anzeichen für Muskelspannungen, die Rückwirkungen auf andere Muskeln haben, welche ihrerseits die Nachbarmuskeln oder Gegenspieler aus dem Gleichgewicht bringen und so eine ganze Kettenreaktion auslösen können.

Der Fuß ist ein beachtlicher Stoßdämpfer, aber wenn er nicht all seinen Möglichkeiten gemäß arbeiten kann, wird auch das Fußgelenk betroffen.

2. Das Knie

Die anomalen Bewegungen des Fußes und des Fußgelenks führen zu anormalen Spannungen und Druck im Knie. Die Arbeit des Spreizgelenks verändert den Winkel des Kniegelenks zum Oberschen-

Druck und anormale Spannungen im Knie kommen von anormalen Bewegungen der Füße.

kelknochen; die Knie können eingedrückt oder nach hinten gebogen sein (oder nach innen oder außen stehen).

Diese verschiedenen Stellungen beeinträchtigen die Gewichtsverteilung auf die Gelenkoberfläche; dabei wird der Meniskus belastet und eine Arthrose begünstigt. Kniestrecker und Kniebeuger sind mächtige Muskeln, die am Becken befestigt sind. Sie bewegen das Knie und halten es stabil. Die Analyse der Körperhaltung zeigt klar, welche Muskelgruppen mehr arbeiten als andere.

3. Die Hüfte

Die Hüftknochen tragen das Gewicht des Beckens und des Rumpfes.

Die Hüftknochen tragen das Gewicht des Beckens und des Rumpfes. Die Hüftgelenke sind einem enormen Druck ausgesetzt, den sie ganz bewundernswert aushalten, vorausgesetzt, sie teilen sich die Aufgabe gut ein. Ein verkürztes Bein, verursacht durch irgendein krankhaftes Geschehen in den unteren Extremitäten, begünstigt eine ungleiche Gewichtsverteilung auf den Oberschenkelköpfen. Ein ganz leichter anormaler Druck, der aber durch Millionen von Schritten multipliziert wird, bereitet das Terrain für eine Arthrose vor. Ein verkürztes Bein wird immer von asymmetrischen Muskelspannungen begleitet, die sich von Muskelgruppe zu Muskelgruppe fortsetzen.

4. Das Becken

Wenn die Oberschenkelköpfe nicht gleich hoch sind, so kann schon der kleinste Unterschied das Gleichgewicht und die horizontale Position des Kreuzbeins stören. Die Kreuzdarmbeingelenke werden dann ihrerseits mit ihren bescheidenen Mitteln versuchen, das Gleichgewicht wiederherzustellen, doch verfügen sie nur über einen geringen Bewegungsspielraum. Ein ungleich belastetes Gelenk

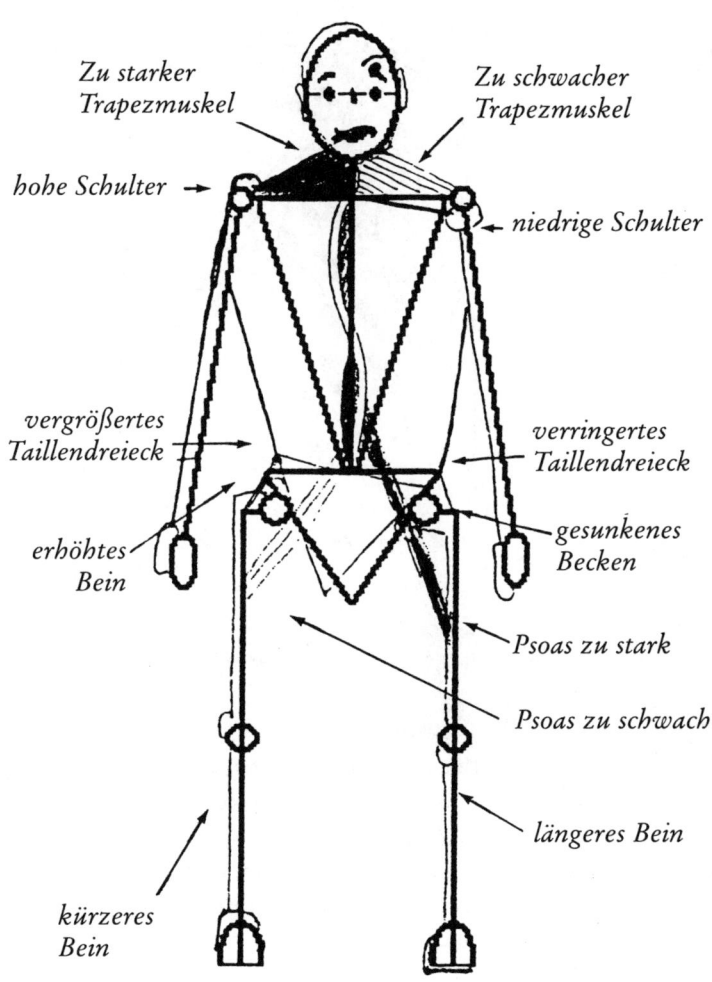

Zu starker
Trapezmuskel

Zu schwacher
Trapezmuskel

hohe Schulter →

← niedrige Schulter

vergrößertes
Taillendreieck

verringertes
Taillendreieck

erhöhtes
Bein

gesunkenes
Becken

Psoas zu stark

Psoas zu schwach

längeres Bein

kürzeres
Bein

Muskuläres Spannkräfte

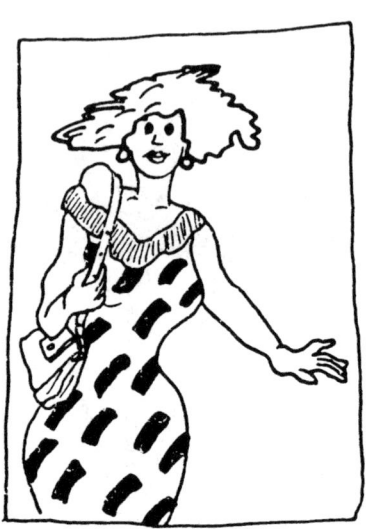

Hochgezogene Schulter:
Muskuläres Ungleichgewicht

Die Kreuz-darmbeingelenke erweitern den Bewegungs-spielraum inner-halb des Beckens.

aber bedeutet Streß und anormale Anspannung von Muskeln.

Die Hüftknochen befinden sich auf zwei Pfeilern, den Beinen; das Kreuzbein ist mit ihnen per Gelenk verbunden. Diese Kreuzdarmbeingelenke erweitern sozusagen den Bewegungsspielraum innerhalb des Beckens und spielen eine zentrale Rolle, denn sie bieten die Grundvoraussetzung für die Beziehung der 24 Wirbel untereinander.

5. Die Wirbel

In bezug auf seinen Nachbarwirbel hat jeder Wirbel nur einen minimalen Bewegungsspielraum, aber die 24 Wirbel als Mannschaft können eine fantastische Anpassungsleistung vollbringen. Steht das Kreuzbein horizontal, so unterliegen die mit ihnen verbundenen Muskeln keinen anormalen Spannnungen

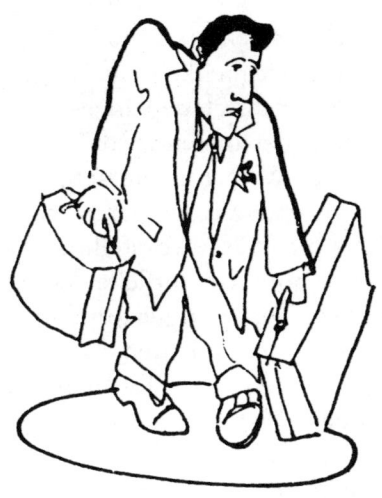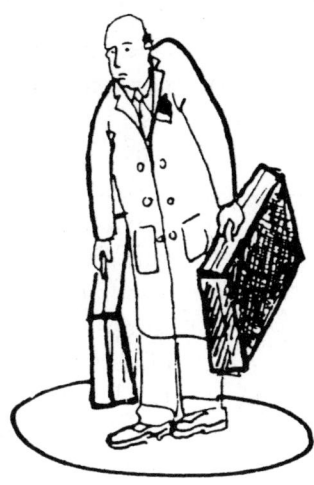

Asymmetrie der Arbeitsmuskeln

– alles ist in Ordnung, die Wirbel können sich untereinander frei bewegen, die Wirbelsäule verfügt
über ihre volle Beweglichkeit, ganz wie der Ellenbogen, der zu 90 Grad angewinkelt ist und sich beugen
oder strecken kann, je nach Befehl des Nervensystems.

*Jeder einzelne
Wirbel ist Teil
einer fantastischen
Anpassungs-
leistung.*

Steht das Kreuzbein nicht horizontal, muß der
»treue Freund« die Sache ernsthaft in die Hand nehmen.

Das Schicksal des fünften Lendenwirbels ist mit
dem des Kreuzbeins eng verknüpft, das heißt, er
wird ebenfalls zur Seite geneigt. Die umgebenden
Muskeln ziehen und schieben, um zunächst die Situation zu stabilisieren und eine Verschlimmerung
zu vermeiden – Homöostase verpflichtet –, und versuchen, so gut es geht, die Lotrechte zu halten. Wegen der anormalen Muskelspannungen können sich

die Wirbelgelenke nicht mehr so frei bewegen. Sie sind nicht mehr in neutraler Position, sondern in einer Extremlage, die ihre Beweglichkeit einschränkt – so wie der Ellenbogen, der durch den angespannten Trizeps zur Streckung gezwungen wird.

Die Wirbel werden leider für alle Rückenbeschwerden verantwortlich gemacht.

Das Hauptproblem der Wirbel ist einfach, man macht sie für alle Rückenbeschwerden verantwortlich. Dabei kann sich niemand eine Vorstellung davon machen, was für eine außerordentliche Anpassungsleistung sie vollbringen. Röntgenaufnahmen können nicht im geringsten andeuten, was im Rücken eigentlich vor sich geht; kein Journalist ist zur Stelle, um die übermäßigen Anstrengungen Dutzender von Muskeln, Sehnen und Bändern aufzuspüren, kein Instrument kann den Anpassungsgrad des rechten großen Lendenmuskels messen, wenn dessen linker Kollege sich nicht einmal mehr zusammenziehen kann. Von Wirbel zu Wirbel, von der Lenden- zur Brustwirbelsäule, von dieser zur Halswirbelsäule, steigt die Spannung. Und plötzlich kommt der »harte Schlag«, die Trapezmuskeln platzen:

»Immer müssen dieselben arbeiten, wir müssen nicht nur einen Kopf halten, der den ganzen Tag über den Schreibtisch gebeugt ist und immer nach vorne will, wir müssen auch noch Pakete tragen, diese Tasche, die eine Tonne wiegt. Dabei hat er diese Unart, bei offenem Fenster Auto zu fahren, was mich völlig verkrampft und dann noch das Baby, das er so gern auf den Schultern trägt ... Und nachts? Kann ich mich da vielleicht erholen und entspannen? Nein! Er hat beschlossen, auf dem Bauch zu schlafen, den Kopf stundenlang auf dieselbe Seite gedreht! Es ist beschlossene Sache: Wenn es morgen so weitergeht, gibt's bei der ersten Gelegenheit einen steifen Nacken. Ich kann nicht mehr! Ich bin lieb und nett, ich akzeptiere vieles, aber dies hat jetzt einfach zu lange gedauert, dabei versuche ich seit Wochen, ihm klarzumachen, daß ich am Ende bin.«

6. Der Schädel

Die Halswirbelsäule muß versuchen, alle Spannungen, die sich in den befreundeten tieferen Etagen aufgebaut haben, auszugleichen, aber gleichzeitig muß sie mit Hilfe des Atlas das Gewicht des Kopfes tragen. Eine gewisse Anzahl von Muskeln, darunter der Trapezmuskel, verbindet den Brustkorb mit dem Schädel und stützt sich dabei auf die Halswirbelsäule. Wenn die Mannschaft der Muskeln nicht einwandfrei zusammenspielt, sondern statt dessen in ständiger Disharmonie und Spannung leben muß, um den Anschein eines Gleichgewichtes zu wahren, so ist die Halswirbelsäule in ihrer Bewegungsfreiheit eingeschränkt und der Kopf höchstwahrscheinlich zur Seite geneigt.

Die Halswirbelsäule muß den Kopf tragen und gleichzeitig alle tieferliegenden Beschwerden ausgleichen.

Der Kiefer ist am Kaumuskel, Schläfenmuskel, den inneren und den äußeren Kiefermuskeln aufgehängt und mit dem Schädel durch die Kiefergelenke verbunden, die kleinen Vertiefungen, die sich vor dem Ohr bilden, wenn man den Mund öffnet. Eine leichte Seitwärtsneigung des Hinterkopfes kann die Beweglichkeit des Unterkiefers einschränken.

B. Die absteigende Kette oder Wie Zähneknirschen die Art zu gehen beeinträchtigen kann

1. Die Zähne

Experiment:

Stellen Sie sich vor einen Spiegel, machen Sie ganz langsam den Mund so weit auf, wie es geht, und schließen Sie ihn langsam wieder. Nehmen Sie einen Bezugspunkt ins Auge, beobachten Sie gut die Schneidezähne und beginnen Sie von vorn, immer ganz langsam. Geht ihr Unterkiefer genau gerade herunter, oder beschreibt er ein leichtes »S«?

Der Unterkiefer müßte genau gerade heruntergehen; ein »S« weist auf eine anormale Situation im Bereich der Kiefergelenke hin.

Ein schlechter Zahnkontakt oder eine schiefe Zahnstellung kann die Arbeit der Kau- und Schluckmuskeln beeinträchtigen. Beim Schlucken – 1200 bis 1500mal am Tag – machen wir ständig eine Muskelübung, indem die Zunge gegen die Zähne und den Gaumen drückt. Eine Disharmonie hierbei beeinträchtigt die Beziehung zwischen Unterkiefer und Schädel, aber auch die Beziehung zwischen Unterkiefer, Zungenbein und Schultergürtel. Mit anderen Worten: Das Schlucken hat direkte Auswirkungen auf das Zusammenspiel der Nackenmuskeln und ihre Funktion. Ein leichtes Abweichen des Unterkiefers führt zu unterschiedlicher Spannung zwischen den Schläfenmuskeln, den Muskeln unterhalb der Ohren sowie zwischen den Kiefermuskeln, Trapezmuskeln und dem Sternocleidomastoideus (dem Muskel, der Brustbein, Schlüsselbein und Schläfenbein verbindet und für die Drehung des Nackens

Das Schlucken hat direkte Auswirkung auf das Zusammenspiel der Nackenmuskeln und ihre Funktion.

verantwortlich ist). Diese asymmetrische Muskelkontraktion bringt eine leichte Kopfneigung mit
sich; von vorne oder hinten betrachtet, sind die Ohr-
muscheln nicht auf gleicher Höhe.

2. Die Halswirbelsäule

Der Atlas muß dem vom Hinterkopf vorgeschrie-
benen Winkel folgen – Gewicht verpflichtet. Der
zweite Halswirbel ist mit ihm verzahnt und hat
keine andere Wahl, als ihm ebenfalls zu folgen. Die
Halswirbelsäule trägt das Gewicht des Kopfes, der
nicht so genau zentriert ist, wie er sein könnte; und
der Nacken kann sich durch asymmetrische Muskelkontraktion seitlich krümmen. Eine gekrümmte
Halswirbelsäule aber kann Druck auf eine Nervenwurzel und Armschmerzen bedeuten.

3. Die Brust- und Lendenwirbelsäule

BWS und LWS müssen das von der Halswirbelsäule
übertragene Ungleichgewicht zu kompensieren versuchen. Ihr Bemühen kann sich in seitlicher Ver-
krümmung, also Skoliose, äußern – das bedeutet eingeschränkte Beweglichkeit der Wirbelgelenke und
neue gestreßte Muskeln. Der fünfte Lendenwirbel
und seine darunterliegende Bandscheibe (L5/S1)
spüren den Druck der Wirbelsäule und des Kopfes
und geben ihn ans Kreuzbein weiter, das durch das
Spiel der Kreuzdarmbeingelenke auf das Becken
wirkt.

Skoliose ist eine seitliche Ver-krümmung der Wirbelsäule, die die Beweglichkeit der Wirbelgelenke einschränkt.

4. Das Becken

Das Becken ist dann in einer Situation wie ein Kell-
ner, der in einer Hand ein vollbeladenes Tablett
trägt. Um jeden Preis muß das Gleichgewicht gehalten werden. Alle Muskeln werden mobilisiert, um
eine optimale Stabilität aufrechtzuerhalten. Die
Bemühungen der Muskeln müssen dann mit neuen

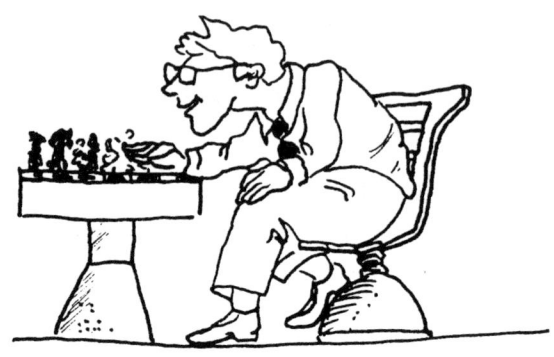

*Die Muskeln im
Becken werden
mobilisiert, um
das Gleichgewicht
zu halten.*

Asymmetrien bezahlt werden – der Druck auf die
Hüftgelenke ist nicht genau gleich verteilt, und die
Konsequenzen kann man sich denken.

5. Die Knie, Fußgelenke und Füße

Knie, Fußgelenke und Füße haben nicht mehr viele
Möglichkeiten. Auf der einen Seite muß das ganze
Körpergewicht ausgehalten werden, da kann man
schlecht weglaufen; auf der anderen Seite werden
ihre Funktionen von der Kettenreaktion der Muskelverspannungen beeinträchtigt.

Zusammenfassung und Schlußfolgerung

Ein Plattfuß kann unter anderem indirekt Zähne-
knirschen auslösen. Das heißt, er kann das gesamte
Gleichgewicht des menschlichen Körpers beeinträchtigen bis hin zu den Kiefergelenken und den
Zähnen. Alle Kombinationen sind als Reaktion
möglich. Es ist zwar wichtig, den genauen Ort der

Störung ausfindig zu machen, aber es ist genauso wichtig, die Konsequenzen nicht zu ignorieren, die ein einfacher Plattfuß auf den gesamten Körper haben kann.

Umgekehrt kann die Arbeit der Zähne die Zahnkontakte verändern und so alle Muskeln, die den Mund mit dem Rest des Körpers verbinden, aus dem Gleichgewicht bringen.

Dr. Harold Gelb ist ein in der ganzen Welt bekannter und geschätzter Zahnarzt, er ist Direktor der Kieferklinik »Eye and Ear Infirmary« in New York. Er faßt die kettenartigen Zusammenhänge im Körper wie folgt zusammen:

»Ist ein Bein kürzer als das andere, so ist der ganze Körper im Ungleichgewicht. Genauso geht es mit dem Kiefer. Passen die Zähne nicht genau aufeinander, so ist der Kiefer in seiner Beweglichkeit eingeschränkt. Probleme in der Zahnstellung und schlechte Zahnkontakte führen zu zahlreichen Problemen anderswo.«

Ist ein Bein kürzer als das andere, so ist der ganze Körper im Ungleichgewicht.

Seit einigen Jahren interessieren sich immer mehr Fachleute für die Wechselbeziehungen zwischen Zähnen, Fortbewegungsapparat und den funktionellen Implikationen.

In den USA arbeiten Zahnärzte und Chiropractoren eng zusammen. Etwa jede vierte Person könnte Störungen aufweisen, die direkt oder indirekt mit der Funktion des Kiefergelenks zusammenhängen. Jedesmal wenn man schluckt, kaut, spricht oder atmet, gleitet eine kleine Scheibe zwischen zwei Knochen, um dem Kiefer die Bewegung zu ermöglichen. Dieses komplexe Gelenk kennt praktisch keine Ruhepause. Krankheit, Streß, schlechte Gewohnheiten, die Tausende von Malen wiederholt werden – wie auf der Lippe kauen, die Zähne fest zusammenbeißen oder auf dem Bauch schlafen –, können zu einer Beeinträchtigung des Kiefergelenks

führen und damit zu einer Vielfalt von Symptomen:
Knacken beim Öffnen oder Schließen des Mundes,
Schmerzen im Ohrbereich, schmerzhafte Gesichts-
neuralgien, Kopfschmerzen usw. All das kann dem
Wohlbefinden eines Menschen schaden.

Berücksichtigt man einmal die Zusammenhänge

*Das
Berücksichtigen
der Zusammen-
hänge im Körper
könnte helfen,
verschiedene
Leiden neu zu
betrachten.*

zwischen Füßen, Becken, Wirbeln, Rückenmark,
Rückenmarksnerven, Hirnhaut, Kreislauf der Rük-
kenmarksflüssigkeit, Unterkiefer usw., so könnte
man verschiedene Leiden, die Menschen ohne offensichtlichen Befund haben, mit neuen Augen betrachten. Oft sprechen Menschen, die sich über ihre Wirbelsäule beklagen, auch über Kopfschmerzen,
psychische oder physische Spannungszustände,
Verdauungsstörungen, Ohrensausen, Hörschwie-
rigkeiten, sexuelle Probleme, Atembeschwerden,
Menstruationsschwierigkeiten, Allergien und sonstige Leiden. Meist gehen diese Personen von Arzt
zu Arzt, probieren verschiedene Behandlungen oder
Techniken ohne großen Erfolg aus; und dadurch
werden ihre Beunruhigung, ihr Streß und Unwohlsein nur verschlimmert.

Was kann ein Mittel gegen Kopfschmerzen ausrichten, deren Ursache in der eingeschränkten Beweglichkeit des Kreuzbeins liegt, die für die Zirkulation der Rückenmarksflüssigkeit so wichtig ist?

Wie kann man zunächst die Rolle des Kreuzbeins
hierbei verstehen, wenn sich die Kreuzdarmbeingelenke nicht bewegen? Das Schmerzmittel betäubt
eventuell den Kopfschmerz, so daß man meint, alles
sei in bester Ordnung. Dabei ist das Kreuzbein weiterhin zwischen den Hüftknochen eingeklemmt.
Der Kopfschmerz kommt bei nächster Gelegenheit
wieder, und man muß vielleicht ein neues, stärkeres
Schmerzmittel oder eine höhere Dosis nehmen,
denn der Körper besitzt ein beachtliches Vermögen,
sich an Medikamente zu gewöhnen. Oder man muß

den Arzt wechseln oder teure Untersuchungen vornehmen, bei denen sich zum Glück meist nicht der berühmte Tumor herausstellt, den man schließlich befürchtet. Die Kopfschmerzen, deren Ursache man nicht versteht, können das Leben beeinträchtigen, auch das Familien- oder Berufsleben, was sehr leicht den Streß eines Menschen verschlimmert, seine Anpassungsfähigkeit mindert, seine Widerstandskraft schwächt und ihn gesundheitlich anfälliger macht.

Wozu soll es gut sein, an einer Wirbelsäule herumzumanipulieren wegen eines Schmerzes, der vom Mund oder von den Füßen herstammt? Wozu Drogen einsetzen gegen einen Schmerz im Bein oder im Arm, obwohl ein unzureichend behandelter verstauchter Knöchel das Becken schiefgestellt hat? Wozu dreimal pro Woche in einer Sporthalle Rückenübungen machen, wenn die Übungen die Muskeln stärken, und die Rückenmuskeln sowieso schon Überstunden machen, um die Wirbel »auf der Reihe« zu halten, weil das Becken schiefsteht?

Es geht nicht darum, eine Technik oder Methode als Allheilmittel zu propagieren, es geht darum, die Aufmerksamkeit dafür zu schärfen, daß irgendein Ungleichgewicht im menschlichen Körper durch das Zusammenspiel der Wechselbeziehungen und gegenseitigen Abhängigkeiten das optimale Funktionieren des Körpers als Ganzes stören kann. Die Antwort auf die Rückenleiden steht nicht einer bestimmten Berufsgruppe zu, seien es Chiropractoren, Osteopathen, Akupunkteure, Allgemeinmediziner, Rheumatologen oder Masseure, die Antwort steht demjenigen zu, der sich mehr für den Menschen interessiert als für die Schmerzen, die dieser aufweist.

Holismus

Die holistische Medizin befaßt sich mit dem Menschen als Ganzes. »Holismus« kommt von dem

Die holistische Medizin befaßt sich mit dem Menschen als Ganzes.

griechischen Wort »holos«, was »ganz« bedeutet. Eine holistische Sichtweise des Menschen erkennt die Wechselbeziehungen und Zusammenhänge zwischen den einzelnen Körperteilen, aber auch zwischen dem Seelischen, Körperlichen und dem Sozialen. Man beschränkt sich dabei also nicht auf die Betrachtung eines Schmerzes oder Leidens. Die Medizin der Zukunft wird imstande sein, immer mehr Informationen miteinander in Verbindung zu bringen, die eine Bedeutung für die Körperfunktionen eines Menschen haben. Mit anderen Worten: Eine Art Medizin, die den Glauben an eine heilbringende Chemie nährt, wird einer Medizin weichen müssen, die fähig ist zu verstehen, umfassend zu verstehen.

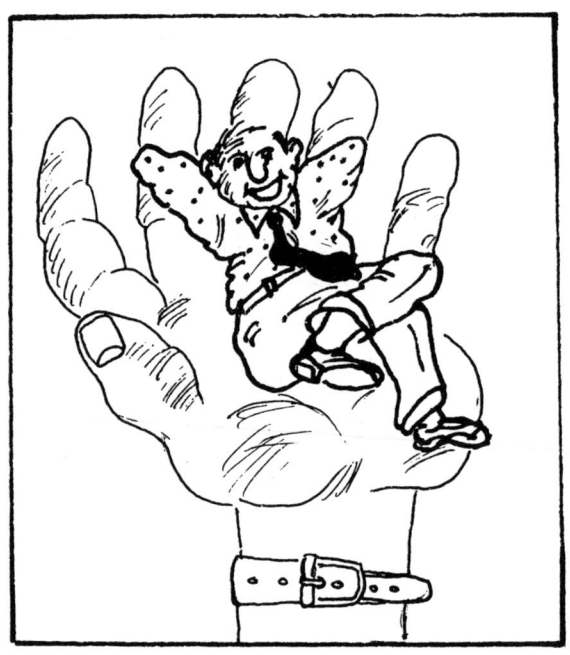

Kapitel 5

Bilanz der Gesundheit

Der Schüler Amanda fragte Buddha:
»Meister, was ist ein Weiser?«
Da antwortete ihm Buddha:
»Ein Weiser, das ist einer, dessen Verdauungsorgane
gut funktionieren.«

Selbstgerechtigkeit oder Krise? Eine Krise braucht nicht zum Verderben zu führen – im Gegenteil, sie kann Gelegenheit zu einer Veränderung, einer Bewußtmachung bieten und so der Anfang eines Fortschritts sein.

A. Die Gesundheit

Nach den Worten der Weltgesundheitsorganisation ist Gesundheit, »ein Zustand physischen, psychischen und sozialen Wohlergehens, und nicht nur die Abwesenheit von Schmerz oder Krankheit«.

Diese Definition beschränkt also Gesundheitswesen nicht auf die leider nur allzu häufigen Noteinsätze bei Unfällen und die Behandlung von Krankheiten. Diese Definition sieht den Menschen statt dessen als ein Wesen an, das fähig ist, auf körperlicher, seelischer und zwischenmenschlicher Ebene harmonisch zu funktionieren. Demnach hätte alles, was die Funktionen eines Menschen beeinträchtigen kann, mit Gesundheit zu tun. Der Bäcker hat einen Beruf im Gesundheitswesen insofern, als die Qualität seiner Arbeit die Gesundheit derer, die sein Brot essen, beeinflussen kann; der Architekt hat einen Beruf im Gesundheitswesen insofern, als die Häuser, Wohnungen oder Arbeitsstätten, die er entwirft, die Gesundheit derer, die darin wohnen und arbeiten, beeinflussen können; der Schuhfabrikant, der Schlachter, der Politiker oder der Konstrukteur jedweder Maschine, an der jemand arbeitet – sie alle üben Berufe im Gesundheitswesen aus. Es sieht fast so aus, als könnten die meisten menschlichen Aktivitäten direkt oder indirekt die Gesundheit des Menschen beeinflussen.

Gesundheit ist anscheinend das veränderbare Resultat einer Vielzahl von Faktoren; doch stimmen viele Experten darin überein, daß vier Schlüsselbereiche die Gesundheit der Bevölkerung maßgeblich beeinflussen. Diese vier Bereiche sind:

Gesundheit befähigt den Menschen, auf körperlicher, seelischer und zwischenmenschlicher Ebene harmonisch zu funktionieren.

- körperliches Training
- Lebensweise

- Ernährung
- Streß

Anmerkungen hierzu:

1. Diese vier Bereiche hängen miteinander zusammen: Die Lebensweise kann die Ernährungsweise beeinflussen, diese ihrerseits den Grad des Stresses oder die Fähigkeit, Sport zu treiben; eine Turnübung kann Streß verursachen oder ihn abbauen; ein Streßzustand hat Einfluß auf die Lebensweise, die die Ernährungsweise beeinflußt usw.

Vier Schlüsselbereiche beeinflussen maßgeblich die Gesundheit jedes einzelnen: körperliches Training, Lebensweise, Ernährung und Streß.

2. Bei diesen vier Bereichen geht es nicht um moralische Bewertung. Fehlendes körperliches Training oder ein Zuviel davon oder eine bestimmte Turnübung können sich positiv oder negativ auswirken. Entsprechendes gilt für Lebensweise, Ernährung und Streß. Gar zu oft wird Streß als eine Krankheit des modernen Lebens dargestellt, aber Streß ist weder eine Krankheit noch das Privileg des modernen Lebens. Schon die Höhlenmenschen, die wilde Tiere jagten, kannten Streß. Streß an sich ist weder gut noch schlecht, alles hängt von dem Menschen ab, der dem Streß ausgesetzt ist. Eine bestimmte Situation kann den einen anspornen; genau die gleiche Situation kann den anderen buchstäblich verrückt machen.

3. Jeder der genannten vier Bereiche, die nach weltweit anerkannter Meinung die Gesundheit des Menschen beeinflussen können, ist seinerseits zusammengesetzt aus unzähligen Faktoren, die jeder für sich die Gesundheit des Menschen mit ausmachen. Wenn zum Beispiel die Ernährung die Gesundheit beeinflussen kann, so auch die Art, Lebensmittel anzubauen. Die Witterung, die Bodenqualität, der Dünger, die Ernte, die Lagerung,

Gesundheit ent-
steht durch ein
kompliziertes
Gewebe von
Wechsel-
beziehungen.

der Transport, der Marktpreis – kurz alles, was um die Lebensmittel herum geschieht, kann die Gesundheit mit beeinflussen. Man sieht sehr schnell, daß die Gesundheitkeine »isolierte Einheit« ist, sondern sich »nur durch ihre Wechselbeziehungen definieren« läßt. Sie entsteht durch ein »kompliziertes Gewebe von Wechselbeziehungen« (noch einmal mit den Worten Fritjof Capras gesprochen). Die Ernte hängt vom Boden und der Witterung ab, aber auch von dem, der erntet, seiner eigenen Gesundheit, seinen Maschinen, von der Qualität dieser Maschinen und damit auch von der Qualität der Arbeit dessen, der die Erntemaschinen entworfen bzw. hergestellt hat.

4. Daß Gesundheit von so vielen Faktoren abhängt, heißt nicht, daß sie ein Zufall ist; und wir möchten sogar behaupten, daß sie kein Zustand ist, denn das Wort »Zustand« klingt nach etwas Stehendem, Statischem. Gesundheit ist aber etwas Dynamisches, das sich ständig ändert, je nach dem Zusammenspiel der Faktoren, die das Leben beeinflussen können.

Es wird immer deutlicher, daß Gesundheit als echtes gesellschaftliches Phänomen betrachtet werden muß. Sie ist nicht nur ein einzelner Aspekt des Lebens, sondern das Leben selbst – denn das körperliche, seelische und soziale Wohlergehen eines Menschen kann das körperliche, seelische und soziale Wohlergehen anderer Menschen beeinflussen.

B. Krankes Gesundheitswesen

Im praktischen Leben liegen die Dinge etwas anders. Die Gesundheit wird der Verantwortung von Menschen mit Berufen im Gesundheitswesen überlassen.

Aufgrund einer fatalen Verwechslung scheint es, als
seien die Berufe im sogenannten Gesundheitswesen
in Wirklichkeit Berufe im »Krankheitswesen«, bei
denen nicht einmal die Zeit dafür da ist, sich für das
körperlich-seelisch-soziale Wohlergehen des Menschen zu interessieren, denn die Menschen in diesen
Berufen sind völlig überlastet durch den Kampf, den
sie Tag und Nacht gegen das Leiden führen. In allen
westlichen Ländern sind die allermeisten Ausgaben
im sogenannten Gesundheitswesen in Wirklichkeit
Ausgaben für den Kampf gegen Schmerz und
Krankheit. Gesundheit wird als Zustand der Abwesenheit von Schmerz und Krankheit aufgefaßt, als
eine Art Konsumgut, für das man immer mehr Geld
ausgeben muß. Eine solche Haltung führt zu einem
wahren Heißhunger auf Gesundheit, dieser seltenen
und teuren Ware, und es ist nur natürlich, daß der
Preis dafür einer galoppierenden Inflation unter-
liegt.

*In den westlichen
Ländern wird
Gesundheit häufig
als Zustand der
Abwesenheit von
Schmerz und
Krankheit
aufgefaßt.*

    Es herrscht ein Urglaube, der menschliche Kör-
per könne leicht aus dem einen oder anderen Grund
eine Panne haben. Ein ebenso verbreiteter Urglaube
beruhigt die Leute wieder. St. Georg kämpft gegen
den Drachen, die Menschen mit Berufen im Gesundheitswesen passen schon auf, und dank der ul-
tramodernen Technologie werden sie schon das
Böse besiegen und Gesundheit herbeischaffen. Und
doch haben wir allen Grund zu größter Bescheiden-
heit: Ist es bekannt, daß im Jahre 1789 ein sechzig-
jähriger Amerikaner noch eine Lebenserwartung
von 15 Jahren hatte? Und 1963, nach all den Fortschritten, die jeder kennt, nach der Industriellen Revolution, bei der überreichlich vorhandenen Technologie wurde diese Lebenserwartung geschätzt auf
– 16 Jahre!

C. Wohl bekomm's!
Gesundheit!

Abwesenheit von Schmerz mit Gesundheit zu verwechseln, kann sehr teuer zu stehen kommen. Man
muß heute von einem wahren Bankrott sprechen,
dem finanziellen Bankrott eines Gesundheitssy-
stems, das sehr viel mehr um das eigene Überleben
besorgt ist als um das Wohlbefinden der Menschen
und viel mehr Interesse an Leistung und technischem
Fortschritt hat als an dem Zustand der Harmonie,
den die Bevölkerung anstreben mag. Es wird allmählich Zeit zu begreifen, daß die Ausgaben für Gesundheit, die unaufhörlich ansteigen, offensichtlich
nicht ausreichen, um Gesundheit zu verschaffen;
denn hinge das körperliche, seelische und soziale
Wohlergehen nur vom Gebrauch von Medikamenten bzw. Drogen ab, so wären unsere industrialisier-
ten Länder zweifellos die gesündesten der Welt.

Die Gesundheit verhält sich in den westlichen Ländern nicht proportional zum Gebrauch von Medikamenten.

Doch leider ist dem nicht so; man könnte sagen,
die Gesundheit verhält sich nicht proportional
zum Gebrauch von Medikamenten. Eine Frau und
ihr Neugeborenes haben mehr Überlebenschancen
in einem Kairoer Krankenhaus als in einer Pariser
Klinik:

	Todesfälle auf 1000 Geburten
Kairo	11
Paris	12,1
New York	16

(*World City Ranking*, Stephen T. Collins, McMillan
Publishing Co.)

Die Krisentherapie verbucht einen Erfolg nach dem
anderen, eine Transplantation jagt die nächste, die
Pillen werden immer weiter verfeinert, die biologi-

schen und instrumentellen Untersuchungen immer
genauer, die Chirurgie immer sanfter – die medizinische Technologie ist wahrscheinlich die, die in den
letzten dreißig Jahren die größten Fortschritte gemacht hat; die Zahl der Ärzte steigt weiter an ... Wie
sehr aber der Einsatz von Mitteln und das nur
mäßige körperlich-seelisch-soziale Wohlergehen
auseinanderklaffen, ist kaum zu verstehen. Hatte
Ivan Illich recht, als er in Nemesis Medicale schrieb:
»Der teure medizinische Ritus nährt den Mythos
seiner Wirksamkeit«?

Der ständige Fortschritt in der Schulmedizin garantiert keine Verbesserung im körperlich-seelisch-sozialen Wohlergehen.

D. Künstliche Gesundheit

Offensichtlich rührt eine gewisse Verwirrung daher, daß man immer wieder versucht, Symptome zu
beseitigen anstatt zu verstehen, warum diese
Symptome aufgetaucht sind. Abwesenheit von
Schmerz mit Wohlergehen zu verwechseln, kann
unberechenbare Risiken für die Bevölkerung nach
sich ziehen, denn die Nebenwirkungen der Medikamente sind schlichtweg unbekannt. Aspirin zum
Beispiel ist auf der ganzen Welt bekannt, und es werden pro Jahr 40 000 Tonnen davon verwendet, aber
niemand kennt alle Schäden, die eine Tablette Aspirin im Körper anrichten kann. Und selbst wenn man
alle Nebenwirkungen von Aspirin kennen würde,
hätte man keinerlei Gewißheit darüber, was eine Tablette Aspirin beim Kopfschmerz des Herrn
Schmidt bewirkt, denn der Kopf des Herrn Schmidt
ist einmalig auf der Welt.
   Aspirin ist 2400 Jahre alt und wurde im Jahre
1897 patentiert. Heutzutage beliebt die Pharmain-
dustrie zu scherzen: Würde Aspirin heute bei den
Patentämtern vorgelegt, so würde es zurückgewie-
sen »wegen der vielen Nebenwirkungen«. Welche
Nebenwirkungen haben die Medikamente, kurzfri-

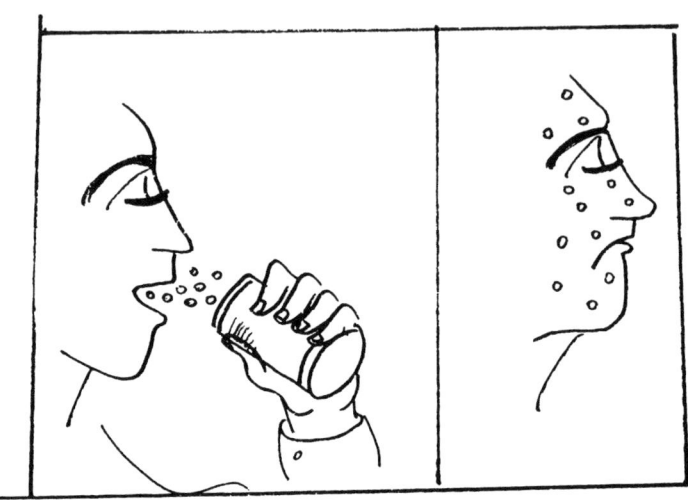

stig und langfristig? Welche Nebenwirkungen haben die starken Psychopharmaka, die so viele Studenten einnehmen? Wie wirken sie sich auf das Autofahren aus? Wie wirken sie auf ein Baby?
Ärgerliche, übermüdete, deprimierte Eltern geben
ihren Kindern Drogen, um ihre Ruhe zu haben.

Über ein Drittel der Einlieferungen in amerikanische Krankenhäuser sind auf iatrogene Krankheiten zurückzuführen, das heißt solche, die auf
Grund medikamentöser Behandlung entstanden
sind. Abwesenheit von Schmerz mit Wohlergehen
zu verwechseln, macht es möglich, auf jedwedes
Zaubermittel zurückzugreifen, das dieses berühmte
Wohlergehen von anderswoher verschaffen soll,
oder das einen aus einer angeblich unangenehmen
Situation befreit.

Das Zaubermittel kann sich aber auch als gefährlich herausstellen:

»Es gibt keine Medikamente ohne unerwünschte
Nebenwirkungen. Dies trifft sogar auf die Placebos

*Die Verabreichung
von starken
Medikamenten
garantiert keine
Gesundheit, weil
deren Neben-
wirkungen häufig
nicht bekannt
sind.*

zu, die sich unangenehm auf die Verdauung auswirken können.« (Prof. Alexandre, Président de la Commission de la Mise sur le Marché, Nouvel Observateur, 25. Juni 1989)

Schachteln mit Beruhigungsmitteln werden immer besser verkauft; doch die Zahl der Selbstmorde nimmt nicht ab, im Gegenteil, sie steigt konstant an, und das ist nicht gerade ein Ausdruck verbesserten körperlich-seelisch-sozialen Wohlergehens.

Auch der Verkauf von Schlafmitteln steigt ständig an. Viele Menschen sind gestreßt, angespannt, unruhig und finden keinen Schlaf. Doch wird ein neues Zaubermittel sie retten? Man vergleiche die Eigenwerbung des Schlaf-Spezialisten Professor Jouvet, der ein Wachheits-Molekül entdeckt hat: »Ich nehme es sehr oft, um zu arbeiten, um eine höhere Produktivität zu erzielen«. Er kennt »junge Mädchen, die ihr Abitur bestanden und zur Universität gehen konnten, weil sie dieses Medikament nahmen.« (Le Quotidien de Médecin, 25. Juni 1989)

Und wann gibt es endlich die Pille für Glück beim Lotto oder Toto?

Sieht man nicht die wahren Ursachen für körperliches, seelisches und soziales Leiden, das in der Gesellschaft vorkommt, sondern begnügt man sich damit, die Symptome zu beseitigen, dann ist das etwa so, als wolle man den Rauch wegblasen, um einen Brand zu löschen. Drogenmißbrauch durch den Einsatz von Tausenden von Polizisten zu bekämpfen, heißt, das »Symptom Droge« zu bekämpfen, aber niemals kann ein solcher Kampf die Bemühungen ersetzen, die notwendig sind, um die Motive zu verstehen, die die Menschen zum Drogenmißbrauch treiben. Es könnte sich als sehr viel wirkungsvoller herausstellen, die Motive zu verstehen.

Zwar verfügt die Polizei über immer raffiniertere Methoden, um immer größere Rauschgiftmengen

Das Beseitigen von Symptomen erfaßt nicht die wahren Ursachen für körperliches, seelisches und soziales Leiden.

zu beschlagnahmen, doch kann man die Augen nicht
davor verschließen, daß es immer mehr Menschen
gibt, die Rauschgift nehmen. Ist es denn so erstaunlich, daß junge Menschen Drogen nehmen, um
ihrem Unwohlsein zu entfliehen, wo sie doch eine
Gesellschaft vor Augen haben, die Milliarden von
Pillen konsumiert, um einer unangenehmen Situation auszuweichen?

Die Ähnlichkeit des Vorgehens ist zumindest be-
sorgniserregend.

E. Fehlende Wirbelsäulenpolitik

*Ein besseres
Verständnis von
der Funktion der
Wirbelsäule
könnte helfen, die
Häufigkeit von
Rückenleiden zu
verringern.*

Was über die Gesundheit im allgemeinen festzustellen ist, gilt genauso für die Probleme der Wirbelsäule
im besonderen. Der Rücken ist krank, wenn man
sich damit begnügt, das Übel mit irgendwelchen
Drogen zu bekämpfen. Es gibt keine Vorbeugung.
Einmal zu erforschen, welches günstige Bedingun-
gen für die Entstehung von Wirbelsäulenschäden
sind, scheint niemanden zu interessieren – denn die
Spezialisten sind ja dazu da, um das Übel zu
bekämpfen, wenn es zufällig zu einer Krise kommen
sollte. Der Glaube an eine Krisentherapie läßt anscheinend allen Auswüchsen freie Bahn; aber trotz
der ständigen technologischen Fortschritte und der
stetig steigenden Ausgaben leiden Millionen von
Menschen, und dem Rückenleiden geht es gut. Vielleicht liegt die Antwort auf die Rückenleiden nicht
in einer Krisentherapie, sondern in einem besseren
Verständnis dafür, wie die Wirbelsäule funktioniert.

Kapitel 6

Moderne Behandlung von Rückenleiden
oder
Rückenleiden vorbeugen durch
»zuvorkommende Gesten«

Die Frage, um die es geht, ist, ob die Wirbelsäule Millionen von Menschen Schaden zufügt, oder ob Millionen von Leuten ihrer Wirbelsäule Schaden zufügen.

Es gibt unzählige Gelegenheiten, sich Schaden zuzufügen, aber auch unzählige Gelegenheiten, sich Gutes zu tun. Der Unterschied besteht einfach darin, daß man entweder sein eigener schlimmster Feind ist oder sein bester Freund. Er besteht auch darin, ob man es riskiert, »an die Hand genommen zu werden«, oder ob man sich dazu entscheidet, »sich in die Hand zu nehmen«.

Die moderne Behandlung von Rückenleiden erfordert Interesse für alles, was das Gleichgewicht der Wirbelsäule stören kann.

Die neue Behandlung der Rückenleiden verlangt zunächst einmal, daß man sich für alles interessiert, was das Gleichgewicht der Wirbelsäule stören könnte. Es geht nicht mehr darum, sich auf irgendeinen Faktor zu berufen – das Auto oder die Bandscheiben oder das Jahrhundert oder das Wetter – es geht vielmehr darum, wirklich zu verstehen, welche Vorgänge mit den Rückenleiden zu tun haben, und wie sie mit ihnen und untereinander zusammenhängen. Dann erst kann man die tausendfach wiederholten Bewegungsabläufe, die sich auf die Wirbelsäule entscheidend auswirken, richtig einschätzen. Sehr schnell wird dabei klar, daß jede Bewegung des Alltags gleichermaßen gut oder schlecht für den Rücken sein kann, je nachdem, wie sie ausgeführt wird und je nachdem, wer sie ausführt.

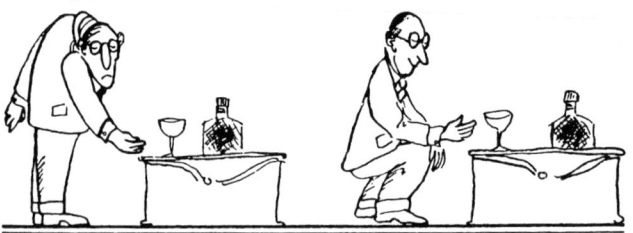

Zuvorkommende Gesten

A. Die Atmung

Bei dem, was die Hindus » Atma«, den Lebenshauch nennen, ist unsere bewußte Beteiligung nicht nötig. Der »treue Freund« kümmert sich um alles und hat einen Automatismus eingerichtet, der uns genauso wenig in Erstaunen versetzt wie das Abheben eines Telefonhörers, um mal eben nach New York zu telefonieren. Daß der Atemvorgang automatisch abläuft, sollte uns aber nicht dazu verleiten, die großartige Komplexität und Perfektion dieser lebenswichtigen Körperfunktion zu unterschätzen. Jede Atembewegung ist ein Meisterwerk an Organisation, eine vollkommen abgestimmte Symphonie, die Dutzende von Muskeln und Gelenken sowie Milliarden Zellen miteinbezieht. Brustbein, Rippen, Wirbel, Schlüsselbeine, Schulterblätter, aber auch Becken und Schädel sind an der Atmung beteiligt.

Atmung und Wirbelsäule stehen zueinander in einer engen Beziehung.

Während die offizielle Medizin noch nicht einmal die Neuigkeit von der Beweglichkeit der Kreuzbeingelenke ganz verdaut hat, während man als Ketzer verschrien und in vielen Universitäten gleichsam von der medizinischen Fakultät exkommuniziert wird, wenn man von Beweglichkeit der Schädelknochen spricht, interessieren sich die Chiropractoren und Osteopathen schon seit Anfang des Jahrhunderts für die Beteiligung der Schädelknochen an der Atmung und für deren grundlegende Bedeutung für alle Körperfunktionen des Menschen. Versteht man die Beziehung zwischen dem Phänomen der Atmung und der Wirbelsäule, so versteht man auch eine Anzahl von Störungen, die damit zusammenhängen.

Bei jedem Einatmen gleiten Kreuzbein und Hinterhaupt durch die Muskelanspannungen leicht nach vorn; diese winzige Bewegung bringt einen leichten Druck auf die Rückenmarkshäute mit sich,

*Bei jedem
Ausatmen gehen
Kreuzbein und
Hinterhaupt
zurück.*

wodurch die Rückenmarksflüssigkeit einen kleinen
Anstoß erhält, weiter zu zirkulieren. Bei jedem
Ausatmen gehen Kreuzbein und Hinterhaupt
zurück. Man darf nicht vergessen, daß im menschlichen Körper nichts stillsteht; jede Bewegung zieht
andere nach sich. Die Bewegung von Kreuzbein
und Hinterhaupt werden dadurch ermöglicht, daß
das Becken sich bei jedem Einatmen »öffnet« und
bei jedem Ausatmen »schließt«; die Schädelknochen gehen dabei »auseinander« beziehungsweise
»ziehen sich zusammen«. Jeder kleinste Verlust an
Beweglichkeit durch einen Schock oder anormale
Muskelspannungen vermindert den Bewegungsspielraum der Hirn- beziehungsweise Rückenmarkshäute sowie die Zirkulation der Rückenmarksflüssigkeit. Diese winzigen Bewegungen
werden Tausende von Malen wiederholt, so daß sie
eine echte Gymnastikübung darstellen, die wir als
elementar einstufen. Je nach Alter, Geschlecht,
Tätigkeit usw. variieren Zahl und Ausdehnung der
Atembewegungen. Ein Neugeborenes atmet 35 mal
pro Minute, ein Erwachsener etwa fünfzehnmal. In
24 Stunden werden ca. 8000 Liter Luft ein- und
ausgeatmet.

*Das Zwerchfell ist
ein sehr wichtiger
Muskel bei der
Atmung.*

Das Zwerchfell ist ein sehr wichtiger Muskel
bei der Atmung. Es sieht etwa so aus wie eine Bas-
kenmütze und verhält sich ein bißchen wie der
Deckel eines Suppentopfs, der den Brustkorb mit
der Lunge und dem Herzen vom Bauchraum mit
den Eingeweiden trennt. Bei der Einatmung senkt
sich der Deckel, kontrahiert und drückt die Einge-
weide zusammen, so daß die Faulpelze von Där-
men einen freundschaftlichen Schubs bekommen;
bei der Ausatmung geht der Deckel wieder hoch,
als wollte er den Brustkorb zusammendrücken
und so den Lungen das Ausströmen der Luft er-
leichtern.

Atemtechnik:

Anwendung von Atemtechnik heißt Einschaltung des Bewußtseins bei diesem Automatismus. Über die Mindestbewegungen bei der Atmung hinaus kann die Bewußtmachung eine Erweiterung und Kontrolle der elementaren Atemgymnastik ermöglichen, so daß die Arbeit der Muskeln und Gelenke verstärkt und der Gasaustausch begünstigt wird.

Bei der Atmung kann das Bewußt-machen die Arbeit der Muskeln und Gelenke begünstigen.

Die Nasenflügel erweitern sich, so daß die Luft langsam und gleichmäßig einströmen kann, das Zwerchfell zieht sich zusammen, senkt sich, und unter seinem Druck wölbt sich der Unterleib zunächst etwas. Der Umfang des Brustkorbs vergrößert sich im Bereich der unteren Rippen, dann im mittleren und schließlich im oberen Rippenbereich. Der Unterleib ist nun hohl, und der Brustkorb erweitert sich – die Einatmung ist verstärkt. Bei jedem Herzschlag, etwa 70mal pro Minute, schickt das Herz etwa 50 ml Blut zu den Lungen, die also knapp eine Sekunde Zeit haben, um Kohlendioxyd loszuwerden und Sauerstoff aufzutanken. In einer Minute werden 22 Liter Blut mit Sauerstoff versorgt; in einem siebzigjährigen Leben gehen etwa 850 Millionen Liter Blut durch die Lungen, genauer durch die Lungenbläschen. Würde man die 300 Millionen Lungenbläschen auf dem Boden ausbreiten, so würden sie fast einen Tennisplatz mit 3 Millionstel Zentimeter Dicke bedecken.

Die Ausatmung geschieht durch Entspannung der Muskeln, die die Rippen erweitern, und Ausströmen der Luft, was durch den Mund geschehen kann. Der obere Teil des Brustkorbs senkt sich, dann scheint sich der ganze Brustkorb zusammenzuziehen, so daß sein Volumen abnimmt, die Lungen zusammengedrückt werden und die Luft so leichter ausströmen kann. Richtig zu atmen ist eine Kunst,

Eine gute Atmung und es ist nützlich, sie zunächst zu lernen und dann
hat viele positive regelmäßig zu üben. Wir empfehlen einige Atem-
Auswirkungen auf Lektionen unter der Leitung einer Krankengymna-
die Gesundheit. stin oder eines Yogalehrers. Eine gute Atmung hat
zahllose positive Auswirkungen auf die Gesundheit.
Versteht man die Zusammenhänge zwischen Kreuzbein und Schädel, Arbeit der Muskeln und Gelenke,
so ahnt man, wie günstig sich eine gute Atmung auf
das Wohlbefinden im allgemeinen und die Wirbelsäule im besonderen auswirken kann.

B. Aufstehen und Hinsetzen

Während eines Mittagessens haben wir einmal ein
kleines Experiment durchgeführt. Dreißig junge
Akademiker, frisch aus den Hochschulen entlassen,
waren um einen Tisch in U-Form versammelt, um
über die Gesundheit in Unternehmen zu diskutieren. Wir baten jeden dieser jungen Leute, sich doch
bitte einmal zu erheben und sich wieder hinzuset-
zen, einen nach dem anderen. Von dreißig haben sich
zwei richtig erhoben und hingesetzt; achtundzwan-
zig haben bei dieser so alltäglichen Bewegung ihre
Wirbelsäule unnötig strapaziert.

Wird diese im Einzelfall unscheinbare Bewegung
tausendfach wiederholt, so kann die Wirbelsäule, die
dabei unter zusätzlichen Streß gerät, schließlich anfällig werden. 28 von 30 Personen hielten es für
nötig, sich nach vorne zu beugen; dabei besteht beim
Aufstehen und Hinsetzen keinerlei Notwendigkeit,
den Oberkörper zu krümmen. Bei einer Rumpfbeu-
gung müssen die Lendenmuskeln die Funktion eines
Krans übernehmen, um den Oberkörper mit Schultern und Kopf zu halten – das ist eine erhebliche Leistung für kurze kleine Muskeln, deren erste Aufgabe
nicht ist, den Oberkörper anzuheben, sondern die
Beweglichkeit der Wirbel zu sichern. Sind diese

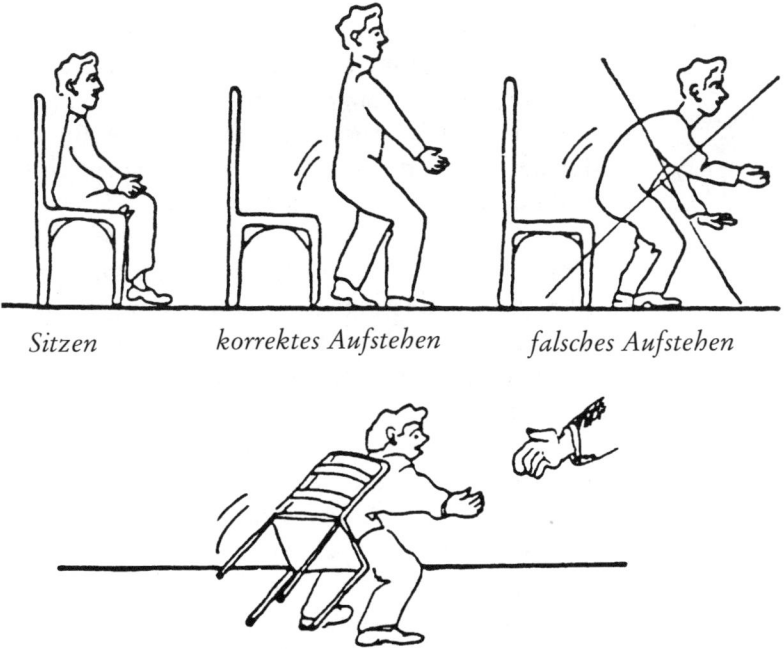

Sitzen   korrektes Aufstehen   falsches Aufstehen

Lendenmuskeln damit beschäftigt, solche 30, 40 oder 50 Kilo anzuheben, die sich am Ende eines Tages zu Tonnen summieren, und das Tag für Tag, so nutzen sie diese Muskelübung aus, um hyperton, das heißt zu stark zu werden, und das hat folgende Konsequenzen:

Falsches Aufstehen oder Hinsetzen fördert den Druck auf die Bandscheiben.

- Entweder entsteht ein Ungleichgewicht zu den Bauchmuskeln, die vergleichsweise weniger trainiert sind;
- oder die Bewegungsspielräume zwischen den Wirbeln werden eingeschränkt;
- oder es wird ein übermäßiger Druck auf die unteren Bandscheiben ausgeübt, insbesondere auf die wohlbekannte Bandscheibe zwischen fünftem Lendenwirbel und Kreuzbein.

Nicht jede sportli-
che Betätigung ist
geeignet, um mit
Hilfe der Stärkung
der Rücken-
muskeln ein
Rückenleiden zu
bekämpfen.

Mehr ist nicht nötig, damit wir uns schon voll auf dem Gebiet der Lumbalsyndrome befinden ... Was kann in diesem Stadium passieren?

a) Von allerbesten Absichten beflügelt, kann ein Mensch lesen oder verstehen, daß Rückenleiden durch Stärkung der Rückenmuskeln behoben werden. In einer wunderschönen Sporthalle liegt er platt auf dem Bauch, seine funkelnagelneuen Sportschuhe unter die unterste Sprosse einer Sprossenwand geklemmt, und die Hände an der Stirn versucht er, Brustkorb und Schultern anzuheben. Eins, zwei.

Eine solche Übung kann die Hypertonie der Lendenmuskeln nur verschlimmern und damit die oben genannten Gefahren erhöhen.

b) Ein anderer Mensch, nennen wir ihn Herrn Schmidt, mag eine gewisse Ermüdungserscheinung im unteren Rückenbereich empfinden, seinem Bürostuhl die Schuld zuschieben und von der Golfpartie am Samstag morgen träumen. Start 9 Uhr 43, Herr Schmidt steht wohlgemut mit dem Schläger in der Hand auf dem Golfplatz, sein erster Schlag hat einen leichten Hang nach rechts, aber nicht schlimm, nur ein Meter im rough. Nun muß er wieder ins green kommen, ein guter 7er Schläger, Herr Schmidt merkt, daß er über die Bäume schlagen muß, er verstärkt unbewußt seinen swing – und kratzt den Boden, sein Ball fliegt nur eben drei Meter weit. Herr Schmidt hat mit voller Wucht in die Erde geschlagen. Daraufhin schwört er, das nächste Mal genau den Ball zu beobachten und sachter zu schlagen; er dreht sich zu seiner Schlägertasche um, um den Siebener durch einen vernünftigeren Neuner zu ersetzen – und beim Herumdrehen verspürt er einen jähen Schmerz unten im Rücken.

Ist das Golfspiel für den Rücken eine gefährli-

che Sportart? Nein, der Rücken des Herrn
Schmidt war anfällig. Ein heftiger Stoß, der zu einer gewaltsamen Muskelkontraktion dazu-
kommt, und das bei sowieso schon hypertonen
Lendenmuskeln – da entstehen Schmerzen, die
anzeigen, daß Gelenke am Ende ihrer Bewegungsmöglichkeiten angelangt sind (genau wie
der ausgestreckte Ellenbogen, der einer weiteren
Überdehnung ausgesetzt ist).

c) Es gibt unzählige Varianten solcher Szenen. Sind
die Lendenmuskeln überspannt, kann jede falsche
Bewegung oder Fehlhaltung ein LWS-Syndrom
auslösen beziehungsweise es verschlimmern oder
einen Hexenschuß provozieren.

*Jede Bewegung
oder Fehlhaltung
kann bei
Verspannungen
ein LWS-Syndrom
auslösen.*

Jeden Tag setzen Millionen Menschen ihre Wirbelsäule unnötigem Streß aus, nur um eine so einfache
und banale Bewegung wie das Aufstehen oder Hinsetzen durchzuführen.

Die Arbeit der Wirbelsäule beim Aufstehen oder
Setzen wird erleichtert, wenn das Becken dabei auf
derselben Ebene wie die Schultern ist und die mäch-
tigen Schenkelmuskeln die Aufgabe übernehmen,
das Gewicht des Rumpfes und des Kopfes anzuheben. Führen die Schenkelmuskeln diese Arbeit richtig durch, so können die Lendenmuskeln sich der
Aufgabe widmen, die Wirbelsäule gerade zu halten;
und so kann man das Gewicht leichter anheben und
mühelos aufstehen.

Auch das Hinsetzen erfordert keine Krümmung
des Oberkörpers. Der Rücken muß gerade bleiben,
die Knie beugen sich, so daß das Gesäß bis zur Sitz-
fläche herunterkommen kann.

C. Das Bett

Schlaf sollte Erholung für den ganzen Körper sein. Durch das Liegen sind die Bandscheiben einige Stunden vom Druck befreit.

Der Mensch verbringt ein Drittel seines Lebens im Bett, das sind rund 220 000 Stunden. Es ist durchaus möglich, sich im Schlaf Schaden zuzufügen – die Lage beim Schlafen ist sehr wichtig für das Gleichgewicht der Wirbelsäule. Wir erinnern uns, daß ein Mensch am Abend eines Tages zwei Zentimeter kürzer sein kann als morgens beim Aufwachen. Durch das Liegen sind die Bandscheiben einige Stunden lang vom Gewicht befreit, sie können wieder ihre normale Ausdehnung und Form zurückgewinnen. Die horizontale Lage erlaubt es den Muskeln, ihre Hauptaufgabe, die Aufrechterhaltung der senkrechten Körperhaltung, zu vergessen und sich zu entspannen – so läßt der Druck auf die Gelenke, für die sie arbeiten, nach.

Die Wirbelgelenke stehen nicht mehr unter dem Druck angespannter Muskeln und können wieder in ihre neutrale Position zurückfinden – stellen Sie sich einen Ellenbogenstrecker (Trizeps) vor, der den

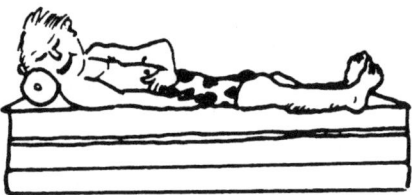

Dickes Kopfkissen: Nacken in einer Biegung gekrümmt

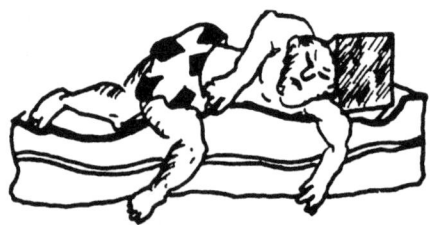

Zu weiches Bett: schlechte Liegehaltung

ganzen Tag lang einen Ellenbogen überstreckt halten mußte und sich abends ausruhen durfte, so daß der Ellenbogen in eine neutrale Stellung zurückkehren konnte.

Am Ende eines Tages sind die Muskeln müde, angespannt, zusammengezogen durch die Anhäufung von Milchsäure im Gewebe. Milchsäure ist eine Art Abfallprodukt, das bei der Muskelarbeit anfällt; ein Übermaß davon führt zum Krampf, zum Beispiel beim Fußballer, der sich am Ende des Spiels vor Schmerz windet. Während des Schlafs findet in den Muskeln nur noch eine Aktivität auf äußerster »Sparflamme« statt, die mit den Tagesaktivitäten nicht zu vergleichen ist. Die Muskeln nehmen die Gelegenheit wahr, sich wieder frisch zu machen und die Abfallstoffe zu beseitigen. Die Lage beim Schlaf ist von größter Bedeutung, denn sie entscheidet darüber, wie gut sich die Muskeln wirklich entspannen können.

Die Lage beim Schlafen ist sehr wichtig für das Gleichgewicht der Wirbelsäule und das Entspannen der Muskeln.

In einem zu weichen Bett sinkt das Becken ein. Das wirkt sich auf die Wirbelsäulenbögen folgendermaßen aus:

- In der Rückenlage kehrt sich die Lendenlordose um, und die Lendenwirbel müssen sich zu einer Kyphose verbiegen;
- in der Seitenlage sind Kreuzbein und Wirbel nicht mehr in einer Linie;
- in der Bauchlage wird die Lendenlordose verschlimmert.

Ein schlechtes Bett verhindert die neutrale Position der Wirbelgelenke, die in Extremlage verharren müssen. Die Muskeln können sich dadurch nicht wie gewünscht entspannen. Am Morgen ist der Rücken »steif«, nach mehreren Schritten erst gewinnt er wieder etwas Beweglichkeit zurück; und

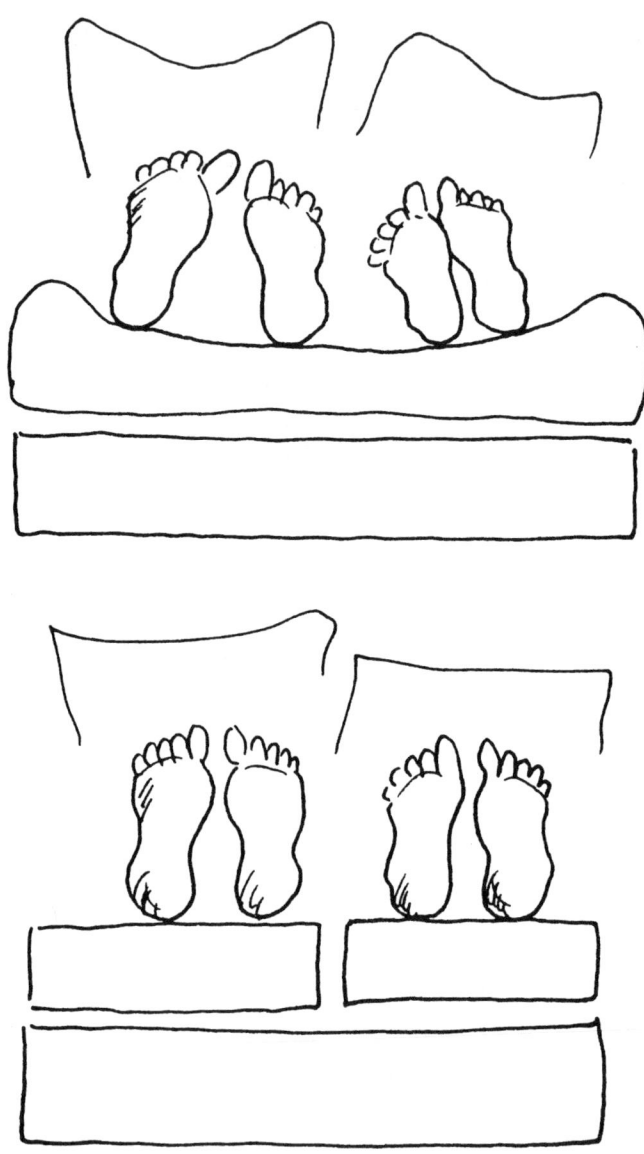

wieder heißt es: Achtung, LWS-Syndrom lauert ...
Alles ist möglich.

a) Herr Meier steht morgens auf, ebenso müde wie
er sich am Abend schlafen gelegt hat. Er geht ins
Badezimmer, ergreift seine Zahnbürste und beugt
sich wie gewohnt übers Waschbecken. Eines Tages, nicht zufällig, sondern weil er vor ein oder
zwei Tagen eine ungewöhnliche Aufgabe ausführen mußte, die erhöhte Muskelarbeit erfor-
derte, gerät ein Gelenk an die äußerste Grenze seiner Bewegungsmöglichkeit. An jenem Morgen ist
das Umfeld sehr günstig für einen Hexenschuß,
die kleinste zusätzliche Bewegung könnte ihn
auslösen. Herr Meier fragt sich bereits, wie er das
Waschbecken ins Auto kriegt, denn er scheint es
zu brauchen, um sich aufrecht zu halten!

b) Auf dem Bauch zu schlafen, hindert die Lendenmuskeln daran, sich optimal zu erholen, aber vor
allem – wenn man nicht gerade die Nase ins Kopfkissen steckt und das Ersticken riskiert – wird der
Nacken gezwungen, sich stundenlang auf eine
Seite zu drehen. Es gibt Leute, die glauben, sie
könnten nur auf dem Bauch schlafen. Versuchen
wir mit Hilfe eines einfachen Experiments zu verstehen, warum diese Haltung nicht empfehlenswert ist:

Das Schlafen auf dem Bauch ver- hindert, daß sich die Lenden- muskeln optimal erholen.

Setzen Sie sich schön aufrecht hin und versuchen Sie, den Kopf zu drehen, als wollten Sie
über Ihre Schulter sehen, behalten Sie diese Position bei und zählen Sie bis dreißig. Drehen Sie
den Kopf wieder zur Mitte.

■ Sie haben nichts gespürt? – Bravo!

■ Sie haben eine kleine Behinderung verspürt, als
Sie den Kopf zur Mitte zurückdrehten? Das bedeutet, daß Ihr Nacken nicht frei ist.

Es ist unschwer sich auszudenken, was geschehen
kann, wenn der Nacken gezwungen wird, zehn Minuten, zwanzig Minuten oder eine Stunde in derselben Stellung zu verharren. Die Wirbelgelenke werden in einer Extremsituation, am Rande ihrer
Bewegungsmöglichkeit festgehalten; denken Sie an
den Ellenbogen, der überstreckt ist. Auf der einen
Seite werden die Muskeln auseinandergezogen, auf
der anderen Seite verkürzt. Die Nackendrehung
verringert den Durchmesser der Zwischenwirbellöcher etwas, so daß der Rückenmarksnerv unter
leichten Druck gerät. Herr Meier fragt sich, warum
er beim Aufstehen Ameisenkribbeln in den Fingern
verspürt. Seine Frau versichert ihm, das sei nichts,
sein Kollege im Büro meint, das sei vielleicht das
Herz, und Herr Meier fängt an, sich Sorgen zu machen, weil er den Kopf nicht mehr richtig drehen
kann. Eines Tages wird Herr Meier ein Kind auf seinen Schultern tragen oder eine Stecknadel vom Teppich aufheben, und so eine ganz unschuldige Bewegung wird einen steifen Nacken auslösen oder eine
Schulter- Arm-Neuralgie ... Pillen, Spritzen, Cre-
mes, Massagen, Arbeitsunfähigkeit usw.

Eine kleine Rolle   Das Bett muß fest, aber nicht zu hart sein. Den
unter dem Nacken ganzen Tag arbeiten die Muskeln des Nackenbe-
ermöglicht den   reichs daran, den Kopf aufrechtzuhalten, daher ist es
überanstrengten   sehr ratsam, diesen armen überanstrengten Muskeln
Muskeln eine   eine Ruhepause zu gönnen. Eine kleine Rolle unter
Erholungspause.   dem Nacken (nicht unter dem Kopf!) berücksichtigt
die Halslordose und ermöglicht den Muskeln Ent-
spannung. Ist bei der Rückenlage die Nackenrolle
beziehungsweise das Kopfkissen zu fest oder zu
dick, so muß sich die Halslordose umkehren, der
Nacken wird abgeknickt, die Gelenke und die Muskeln können nicht in eine entspannende neutrale Position zurückfinden.
  Schläft man auf der Seite, so sollte der Kopf auf

einem Kissen liegen, das so breit wie die Schulter ist, so daß Hals- und Brustwirbelsäule in einer Linie liegen und die Muskeln entspannen können. Ist das Kissen zu dick oder zu dünn, wird der Nacken verbogen, und die Muskeln können nicht symmetrisch liegen und sich ausruhen.

D. Heben von Lasten

Wenn die Lendenmuskeln nicht dafür geschaffen sind, mehrere dutzendmal am Tag die dreißig bis vierzig Kilo, die Rumpf und Kopf wiegen, anzuheben, so kann man sich vorstellen, daß sie nicht gerade dafür geeignet sind, Lasten zu tragen, die den Druck auf die unteren Bandscheiben erheblich erhöhen. Zwanzig Kilo auf den Armen bedeuten einen zentnerschweren Druck pro Quadratzentimeter auf der Bandscheibe L5/S1 (zwischen fünftem Lendenwirbel und Kreuzbein). Ein erhöhter Druck auf die Bandscheiben aber flacht sie ab und verringert den Durchmesser der Zwischenwirbellöcher. Auch bei einer Drehung der Wirbelsäule verkleinert sich der Durchmesser der Zwischenwirbellöcher, daher bedeutet das Tragen einer Last bei gleichzeitiger Rumpfdrehung eine erhöhte Gefahr.

Beim Tragen einer Last sollte der Rücken gerade gehalten, Bein- und Bauchmuskeln eingesetzt und eine Rumpfdrehung vermieden werden.

Trägt man eine Last, so sollte der Rücken gerade gehalten, Bein- und Bauchmuskeln eingesetzt und eine Rumpfdrehung vermieden werden. Jede Bewegung sollte durch die Beine geschehen, Becken und Schultern müssen in einer Linie bleiben.

Zum Anheben, Tragen, Versetzen, Schieben von Lasten muß man immer die Beine benutzen, die dafür mächtige Muskeln haben. Sei es das Hochheben eines Koffers oder eines Blumentopfs oder das Aufheben einer Stecknadel – immer ist es ratsam, in die Knie zu gehen und den Rücken gerade zu halten.

E. Übergewicht

Übergewicht schädigt die Wirbelsäule genauso wie das Tragen einer Last.

Wenn das Tragen einer Last die Wirbelsäule schädigt, so gilt dasselbe für Übergewicht. Der Unterschied ist nur, daß es einem freigestellt ist, eine Last zu tragen; aber seinem eigenen Gewicht, das fast ununterbrochen auf den Bandscheiben lastet mit allen dazugehörenden Folgen, dem kann man schlecht davonlaufen. Leidet man an Bandscheibenschäden, ist es besonders wichtig, die Zusammenhänge zwischen Übergewicht, Haltung und der Zusatzleistung, die die Bandscheiben, die Wirbel und die mit ihnen verbundenen Strukturen vollbringen, zu verstehen. Bestimmte Lendenwirbel-Syndrome können das Warnsignal »Vorsicht Übergewicht« sein. Sind Wirbelsäulenleiden mit einem Gewichtsproblem verbunden, so sollte man auf keinen Fall versuchen, den Schmerz mit irgendeiner Droge zu betäuben, sondern den Menschen als Ganzes ansehen und sich klarmachen, daß einige Kilogramm Bäuchlein am Ende eines Tages für die Wirbelsäule zu Tonnen werden. Ein weiser Rat ist, einen Ernährungsfachmann aufzusuchen, der eine auf die Person zugeschnittene Diät verschreibt, so daß der Streß, den einige überflüssige Kilo auf die Wirbelsäule ausüben, verringert wird.

Jede Gewichtsänderung hat Auswirkungen auf die Wirbelsäule.

Jede Gewichtsänderung hat Auswirkungen auf die Wirbelsäule. Wir haben kräftige Menschen beobachtet, die eine Diät durchführten, einige Kilo abnahmen und gleichzeitig die traurige Erfahrung machten, daß sie Rückenschmerzen bekamen. Eine Gewichtsänderung, sei es Zunahme oder Abnahme, erfordert von der Wirbelsäule eine Anpassungsleistung, da sie immer ein optimales Gleichgewicht aufrechterhalten muß. Während einer Übergangszeit, in der ein neues Gleichgewicht gesucht wird, können einige Spannungen und Schmerzen auftreten. Versteht man sie aber als Ausdruck der Anpassungsleistung, die die Gewichtsänderung erfordert, so hilft einem das, in dieser Zeit besonderer Anfälligkeit jeden zusätzlichen Streß für die Wirbelsäule zu umgehen. Man vermeide mehr als sonst Fehlhaltungen und Sportarten mit ruckartigen oder asymmetrischen Bewegungen.

F. Autofahren

Das Autofahren kann verschiedene Auswirkungen auf die Wirbelsäule haben. Einen steifen Nacken oder einen Schiefhals findet man häufig bei Personen, die schon einige Halswirbelsäulen-Syndrome hatten und die gern schnell bei offenem Fenster fahren. Ein einfacher Luftzug kann eine schon bestehende Muskelanspannung verschlimmern, und angesichts der Gefahr kann der »treue Freund« beschließen, die Situation einzufrieren.

Stundenlang gleichbleibende Sitzhaltung, ein Sitz, der die Lendenwirbelsäule zu wenig unter-

Das Autofahren kann bereits bestehende Muskelverspannungen verschlimmern.

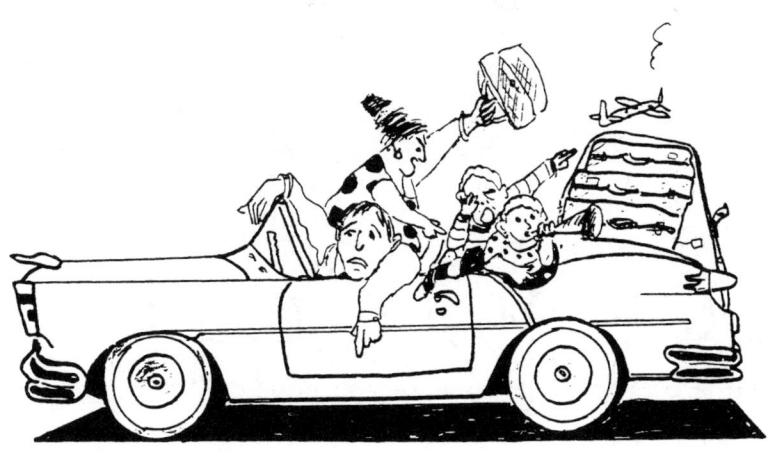

Urlaub

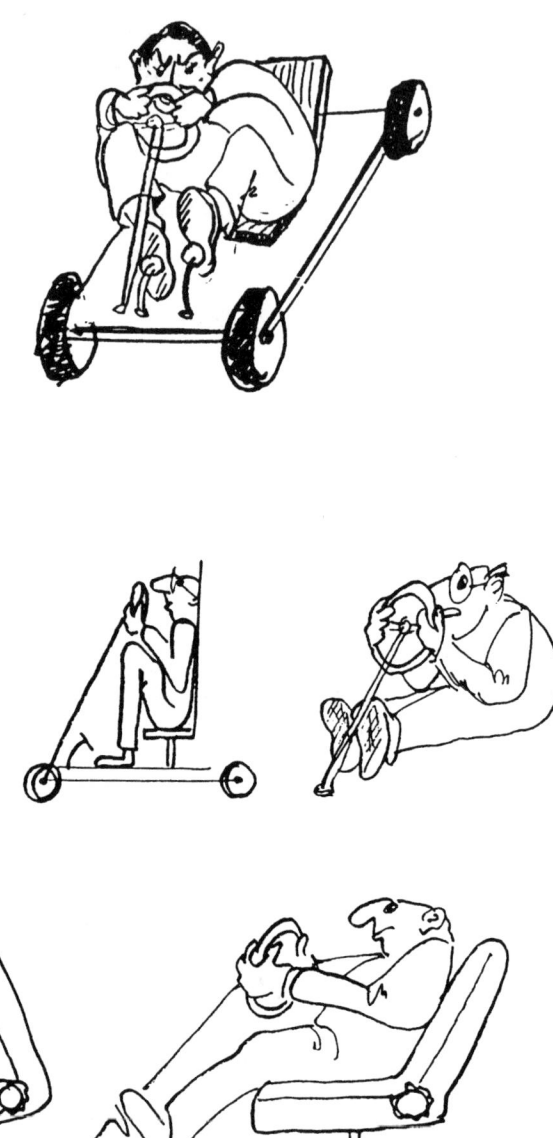

Sitzhaltungen beim Autofahren

stützt und sie so zur Außenwölbung bringt, die Vibrationen, die zu Mikrotraumen werden können – all das kann ein günstiges Umfeld für ein LWS-Syndrom darstellen. Ist jemand gezwungen, das Bein besonders lang zu strecken, um das Kupplungs- oder Gaspedal zu erreichen, muß sich das Becken etwas drehen. Wiederholt sich diese Verdrehung immer wieder, so kann das Gleichgewicht der Kreuzdarmbeingelenke, des Kreuzbeins und der Lendenwirbelsäule gestört werden.

Ein falscher Sitz, eine nicht körpergerechte Lehne zwingen die Lendenmuskeln zu zusätzlicher Arbeit. Bei einer kurvenreichen Straße wird jede Kurve zu einer unfreiwilligen Turnübung, die sich Hunderte von Malen für die Bandscheiben, Gelenke und Muskeln des Lendenbereichs wiederholt. Beim Kuppeln oder Bremsen dürfen Becken oder Hüften nicht beteiligt sein, sondern nur die Fußgelenke und Knie. Das Becken muß schön fest und tief im Sitz ruhen, die Lehne muß die Lendenlordose unterstützen.

Das einfache Ein- und Aussteigen aus dem Wagen kann auch eine Bedrohung für die Wirbelsäule darstellen. Es empfiehlt sich, dabei immer die Beinmuskeln zu betätigen. Wenn sie diese Arbeit nicht leisten, müssen es die Lendenmuskeln tun, was die bereits bekannten Risiken in sich birgt.

Das Ein- und Aussteigen aus dem Wagen kann eine Bedrohung für die Wirbelsäule darstellen.

G. Reisen im Bus, Flugzeug oder Zug

Bei Reisen im Bus, Flugzeug oder Zug ist der Mensch dazu verurteilt, stundenlang in der selben Position zu verharren. Durch diese Unbeweglichkeit wird zunächst einmal Gelenksteife begünstigt. Am Ziel angelangt, muß man nach einer mehr oder minder stressigen Reise plötzlich ungewohnte, meist übermäßige Anstrengungen vollbringen; zum

Beispiel ein oder zwei 20 kg schwere Koffer transportieren. Zunächst hebelt man sie aus dem Kofferraum eines Autos und führt dabei meistens ungünstige Bewegungen durch (die Kofferräume werden anscheinend auch immer niedriger und tiefer ...). Oder man muß sie auf den Zehenspitzen aus einem Gepäcknetz in zwei Meter Höhe herunterbugsieren, wird dabei von hastenden Mitreisenden gestoßen ... Oder das Gepäck kommt auf dem Fließband an, und man muß es mit den merkwürdigsten Verrenkungen, vorbei an Mitreisenden, Hunden, Paketen usw. herunterholen. Man ist wenig trainiert im Tragen solcher Gewichte und muß nun einen dieser Gepäckkarren erwischen, die niemals dort sind, wo man sie braucht, und die nur mit den neuen oder den alten Münzen funktionieren, jedenfalls nicht mit denen, die man gerade da hat ...

Langes Stillsitzen, körperliche Anstrengung beim Tragen einer Last, Hast und Streß begünstigen Wirbelsäulenschäden.

Langes Stillsitzen, dann größere körperliche Anstrengung beim Tragen schweren Gepäcks, etwas Hast, verbunden mit einem gewissen Streß – das sind genau die Zutaten für mögliche Wirbelsäulenschäden. Bei der Ankunft nach einer Reise sollte man sich erst einmal recken und strecken, tief durchatmen und sich Zeit nehmen, um jede Gefahr einer falschen Bewegung zu vermeiden.

H. Unfälle

Füllt man den Fragebogen für einen Patienten aus und stellt die Frage, ob er einmal einen Unfall hatte, kommt sehr oft ein spontanes Nein, und dann, nach einigen Minuten oder Tagen kehrt die Erinnerung zurück. Der Patient besinnt sich darauf, daß er tatsächlich einmal einen Unfall hatte und beeilt sich hinzuzufügen:

»Aber ich habe überhaupt nichts gehabt!«

Einen Unfall, bei dem man »nichts gehabt hat«,

gibt es nicht. Der Körper des Menschen ist sehr widerstandsfähig, aber seine Widerstandsfähigkeit beruht auf seiner Sensibilität. Schon eine leichte Berührung mit dem Finger löst Empfindungen und Reaktionen aus; und mitten im Schlaf kann das Gewicht einer Mücke ausreichen, um Alarm auszulösen. Irgendein Aufprall bei 10 km/h kann schlimme Folgen für die Wirbelsäule haben, vor allem wenn ein Gelenk sich schon am Rande seines Bewegungsspielraums befindet. Die Schwere des Traumas hängt natürlich vor allem von der Geschwindigkeit ab, aber auch von der Stellung der Gelenke im Augenblick des Zusammenpralls. Ein Aufprall von hinten, während der Kopf nach links oder rechts gedreht ist, kann schlichtweg tödlich sein; der gleiche Aufprall, während der Kopf geradeaus gerichtet ist, kann fast unbemerkt bleiben. Um wieder auf das Beispiel des Ellenbogengelenks zurückzugreifen: ein unvorhergesehener Stoß auf einen überstreckten Ellenbogen wird sehr viel schlimmere Folgen haben als ein Stoß auf einen angewinkelten Ellenbogen, der Spielraum hat, um sich einige Grade zu beugen oder zu strecken und so den Stoß aufzufangen.

Es kommt nicht selten vor, daß Tage, Wochen, Monate, ja sogar Jahre nach einem Unfall Kopfweh, Schwindelgefühle oder Armschmerzen die Menschen schließlich veranlassen, den Arzt aufzusuchen. Die Röntgenaufnahmen zeigen, daß der Nackenbogen abgeschwächt ist; die Halslordose ist nicht mehr harmonisch und ist sogar zur Kyphose geworden. Da die Gelenke ihre optimale Beweglichkeit verloren haben, kann sich der »Rost«, den man Arthrose nennt, einnisten. Bei der Untersuchung stellt man fest, daß die Beweglichkeit des Nackens reduziert ist. Es bestehen Schwierigkeiten, den Kopf zu drehen, nach hinten zu beugen oder zur Seite zu neigen; die Trapezmuskeln sind hart und ange-

Häufig zeigt sich ein Wirbelsäulenschaden erst Jahre nach einem Unfall durch Symptome wie Kopfschmerz oder Schwindel.

spannt; eine Behinderung und dann plötzlich ein Schmerz treten zwischen den Schulterblättern auf; die Schulterblattmuskeln sind stark verspannt – und wie zufällig ist die Verdauung auch nicht mehr das, was sie einmal war.

Solche leider alltäglichen Kettenreaktionen kommen immer von dem Unfall, »bei dem man nichts hatte«, – mit anderen Worten, der nicht behandelt wurde. Je mehr Zeit man nach einem Trauma jeder Art verliert, desto stärker können sich die Folgen ausbreiten und festsetzen, und desto schwieriger sind sie zu behandeln.

Der Autounfall, die verschiedenen Stürze, zum Beispiel auch beim Skifahren oder der berühmte Fall aufs Steißbein beim Eislauf – das bleibt alles nicht ohne Konsequenzen, die wir gar nicht immer bemerken, und der »treue Freund« muß wahre Wunder vollbringen, um die schädlichen Folgen jedesmal so gering wie möglich zu halten.

Jeder Stoß kann das Gleichgewicht eines oder mehrerer Muskelpaare und Gelenke stören.

Jeder Stoß kann das Gleichgewicht eines oder mehrerer Muskelpaare und Gelenke stören. Wir sind lebendig, empfindsam, und deswegen sind wir täglich den verschiedensten Angriffen ausgesetzt: vom Knattern eines Motorrads ohne Auspuff über den schweren Koffer, der aus dem Auto gehoben werden muß, bis zu den Vibrationen im Auto, in der Straßenbahn, im Zug; wir laufen auf harter Oberfläche, treten bei einer Treppenstufe daneben … Alle diese winzigen Angriffe sind uns so vertraut, daß sie ein Teil unseres Lebens sind. Tag für Tag erleben wir sie, vergessen wir sie und erleben sie wieder neu. Unser Körper aber vergißt sie nie, er registriert alles. Die geringste Muskelkontraktion, das kleinste Steinchen, über das Sie gehen, der feinste Geruch interessieren den »treuen Freund«, den intimen, der mißt, zählt, rechnet, einordnet, überprüft und antwortet. Würde der »treue Freund« einmal streiken

und auf diese Mini-Aggressionen nicht reagieren, sie
nicht kontrollieren und auf bestmögliche Weise ausgleichen, so wären größeren Angriffen Tür und Tor
geöffnet, und der Mensch würde sich sehr bald völlig unausgewogen bewegen.

Jeder Angriff kann über die Wechselwirkungen
und Zusammenhänge im Körper ein gewisses Ungleichgewicht hervorrufen, das die Tendenz hat, sich
auszubreiten. Bei den verschiedenen Haltungen und
Bewegungen im Alltagsleben wird das Ungleichgewicht bei jedem Menschen andere Ausprägungen
annehmen, je nach Alter, Körperbau, Widerstandskraft, Humor, dem Essen von gestern … Und eines
Tages wird es sich eventuell mit ganz anderen, deut-
licheren Anzeichen bemerkbar machen.

Rechtzeitiges Erkennen, Vorbeugen und Training
sind der Krisentherapie unter verschiedenen Gesichtspunkten eindeutig vorzuziehen. Sie erlauben
frühestmögliches Eingreifen, bevor anormale Muskelspannungen auftreten und sich in »aufsteigender
Kette«, in »absteigender Kette« oder wie beim Propeller in verschiedenen Körperteilen fortpflanzen,
und bevor sich chronische Schmerzen festsetzen.
Vorbeugung verhindert Schmerzen, Geldausgaben,
Verschlimmerungen und Rückfälle.

*Rechtzeitiges
Erkennen,
Vorbeugen und
Training helfen,
anormale Muskel-
spannungen
bereits im
Frühstadium zu
bekämpfen.*

I. Das Gehen

Sich fortzubewegen heißt nicht, einfach einen Fuß
vor den anderen zu setzen, sondern ist das Ergebnis einer Vielzahl von Wechselwirkungen und gegenseitigen Abhängigkeiten im ganzen menschlichen Körper.

Sich fortzubewegen heißt nicht nur, von einem
Punkt zum anderen zu gehen, sondern ist eine regelrechte Gymnastik, die der Körper zum Leben
braucht. Das Gehen ist also grundsätzlich einmal

gut für den Menschen, denn es scheint sich auf den Körper als Ganzes mit allen seinen Funktionen auszuwirken. Wieder einmal ist die Natur aber anscheinend von jeglicher Moral ausgenommen. Das Gehen ist weder gut noch schlecht und kann unter gewissen Umständen sogar eher schlecht als gut für die Gesundheit sein. Alles kommt auf den Menschen an, der geht. Zum Beispiel bei einem verkürzten Bein – einem echten, das von einer anatomischen Verkürzung herrührt, oder einem falschen, das von anormalen Muskelverspannungen verursacht wird – kann das Gehen das Ungleichgewicht verstärken. Bevor man beschließt, intensiv mehr zu gehen, sollte man feststellen, ob die Beine gleich lang sind, und ob das Becken stabil ist. Jeder Teil des »Propellers« kann eventuell die Funktion des gesamten Propellers, beziehungsweise des gesamten Körpers beeinträchtigen. Das bedeutet, daß eine ungenügend behandelte Verstauchung, ein Aufprall, eine verspannte oder eine zu schlaffe Muskelgruppe in irgendeinem Körperbereich das Gleichgewicht stören können, so daß jeder Schritt die Lage nur verschlimmert.

Eine ungenügend behandelte Verstauchung oder ein Aufprall können an irgendeiner Stelle des Körpers das Gleichgewicht stören.

Im Fall eines Lendenwirbelsäulensyndroms ist es ratsam, nicht auf einem frischgepflügten Feld oder einem anderen sehr unebenen Boden zu gehen – ein falscher Schritt kann auf ein Kreuzdarmbeingelenk oder ein Wirbelgelenk, das sowieso schon am Ende seines Bewegungsspielraums ist, Gewalt ausüben.

Ist der Gang symmetrisch, so gibt er Gelenken und Muskeln die Chance, ihre normale Bewegungsfreiheit wiederzufinden – unter der Bedingung, daß jeder Teil des »Propellers« genau die Arbeit ausführt, die ihm zusteht. Hat man die Hände in den Hosentaschen, die Handtasche über eine Schulter gehängt, die bis zum Himmel hochragt, hohe Absätze, die die Lendenlordose verstärken, oder eine

Schultasche voller Bücher, die den einen Arm langzieht, so wird der Gang gestört und werden Muskeln einseitig belastet; nach einigen tausend Schritten wird dann das harmonische Zusammenspiel der Wirbelsäule gestört werden.

Will man gehen, um sich wirklich etwas Gutes zu tun, so braucht man bequeme Schuhe, die aber Fuß und Knöchel gut stützen. Arme und Beine sollten sich symmetrisch bewegen, der Kopf geradeaus gerichtet und erhoben sein; der Brustkorb sollte durch tiefes Ein- und Ausatmen beteiligt werden; auch eine angenehme Landschaft und frische Luft wirken sich günstig aus, und schließlich eine positive Einstellung zu »Fortschritten«, das heißt, allmähliche Steigerung der zurückgelegten Strecken, ganz ohne Wettbewerbs- und Leistungsdenken.

Ein Schaufensterbummel ist sicherlich nicht die beste Art zu gehen.

J. Sport

Jeder Mensch, ob jung oder alt, kann eine Sportart ausüben, die ihm rundum guttut, vorausgesetzt, er sucht sich die passende aus.

Das Sporttreiben an sich ist weder gut noch schlecht; alles kommt auf den Menschen an, der Sport treibt, und auf das Wie. Die Gymnastikkurse im Fernsehen, vom Typ »Aerobic«, sind für hochtrainierte Leute zusammengestellt, flößen denen, die nicht folgen können, nur Schuldgefühle ein und geben allen Fehlern freie Bahn, die ein kompetenter Gymnastiklehrer sofort berichtigen würde. Gruppenkurse und Übungsreihen »für jedermann« beziehungsweise »für den Rücken« lassen die Einzigartigkeit jedes Menschen außer acht. Jede Standardisierung ist ja auch Vereinfachung, und jede Übung kann entweder gut oder schlecht sein.

Sport kann einem Menschen sehr guttun, vorausgesetzt, er betreibt die passende Sportart.

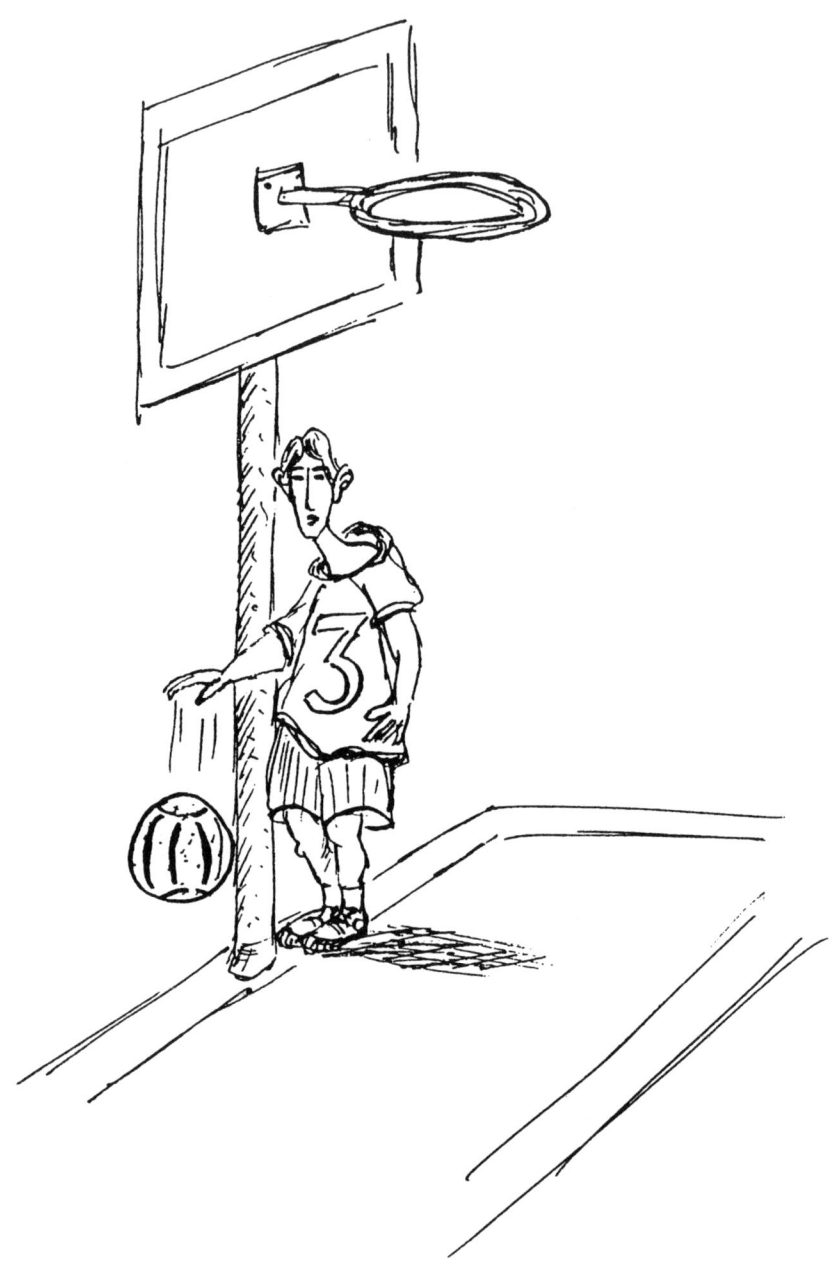

Versteht man das Zusammenspiel der Muskeln und denkt an die wechselseitigen Zusammenhänge, so kann man eine Übung oder Sportart aussuchen, die zunächst einmal nicht schadet, und die dann sogar die Situation verbessern hilft. Man muß Sportarten auswählen, die die Muskelanspannungen eher harmonisieren, statt die Unterschiede zwischen den Muskelgruppen zu verstärken. Bevor man jemandem eine Sportart empfiehlt, ist es also wichtig, die besondere Situation des jeweiligen Einzelmenschen genau zu studieren.

Empfehlenswert sind Sportarten, die die Muskelanspannungen harmonisieren.

Rückenschmerzen weisen auf einen Streßzustand der Gelenke oder der Muskeln hin; jede Übung, die diesen Streß intensiviert, kann Ursache für eine Verschlimmerung der Situation sein, so daß LWS-Syndrome, steifer Nacken, Ischias oder andere Neuralgien auftreten können.

Eine Turnübung, die nicht schadet, muß einen bestimmten zeitlichen Ablauf einhalten:

a) Muskel- und Gelenkspannungen lösen (lockern):

Dafür gibt es viele Methoden: Massagen, manuelle Behandlungstechniken, »Stretching« (s.u.), Akupunktur usw. Dabei werden nicht nur Kontraktionen beseitigt, sondern auch anormale Muskelspannungen wirkungsvoll verringert oder abgeschafft.

Massagen, manuelle Behandlungstechniken oder Akupunktur lösen Muskel- und Gelenkspannungen.

Stretching ist eine sanfte Methode des Streckens und Geschmeidigmachens. Manche benutzen eine Art Holzstange, die man im Türrahmen befestigen kann; hängt man sich daran, so sind die Bandscheiben für kurze Zeit nicht dem normalen Druck ausgesetzt; auch die Muskeln zum Stehen und Gehen sind dabei ihrer Aufgabe enthoben und verringern ihren Druck. Diese Aufhänge-Übung kann Muskel- und Gelenkspannungen vorübergehend verringern.

b) Bewegung und Gelenkigmachen:

Durch Gehen oder Schwimmen kann eine größtmögliche Beweglichkeit wiedererlangt werden.

Durch Übungen, bei denen die Gefahr der Einseitigkeit für die Muskeln begrenzt ist, zum Beispiel Schwimmen, Gehen, Radfahren - je nach Alter, Körperbau und persönlicher Situation - soll vor allem eine größtmögliche Beweglichkeit wiedererlangt werden.

c) Muskeltraining:

Ist das Ungleichgewicht verschwunden und die Beweglichkeit wiedererlangt, so kann eine Kräftigungsübung angeschlossen werden, nicht, damit man am Strand bei Rangeleien der Sieger ist, sondern um die Korrektur zu festigen und ein gutes »Muskelgleichgewicht« aufrechtzuerhalten.

1. Entspannen
2. Bewegen
3. Muskeltraining

Es ist wichtig, diese Reihenfolge einzuhalten. Fordert man Beweglichkeit, während einige Wirbelgelenke nicht frei, sondern in Extremlage sind, so kann dies ein nicht zu unterschätzendes Risiko darstellen. Versucht man die Muskeln zu trainieren, bevor die Gelenke voll beweglich sind, so kann sich die allgemeine Beweglichkeit nur verringern.

Wenn Sie zwar nicht in einer akuten Krise sind, aber länger keinen Sport getrieben haben und wieder eine sportliche Aktivität aufnehmen wollen.

Eine schiefe Haltung oder das Nachlassen von Fitneß ist immer eine langfristige Entwicklung.

Eine schiefe Haltung oder ein Nachlassen der sportlichen Fitneß sind praktisch niemals – außer bei akuten Krankheiten und schweren Unfällen – eine Sache von wenigen Tagen, sondern vielmehr das Ergebnis einer langen Entwicklung über Wochen, Monate oder Jahre hinweg. Es ist weise einzusehen, daß eine Gesundung etwas mehr als eine Woche Arbeit kosten wird; man muß lernen, sich Zeit zu nehmen. Einige grundlegende Regeln seien hier ins Gedächtnis gerufen:

a) Verabreden Sie einen Kontrollbesuch beim Arzt, am besten bei dem, der Sie persönlich kennt. Erzählen Sie ihm, daß Sie vorhaben, wieder eine Sportart zu betreiben und lassen Sie sich ein Belastungs-Kardiogramm machen. Merken Sie sich die Zahlen für den arteriellen Druck und für den Puls in Ruhestellung und unter Anstrengung.

b) Verspüren Sie einen Schmerz, egal wie stark oder schwach, in einem Gelenk oder Muskel an irgendeiner Körperstelle, fragen Sie Ihren Arzt, was er darüber denkt. Genügt Ihnen seine Erklärung nicht oder begnügt er sich damit, Ihnen eine Creme oder ein Schmerzmittel zu verschreiben, anstatt sorgfältig zu untersuchen, was Sie stört, so suchen Sie einen anderen Arzt auf.

c) Fangen Sie keine sportliche Betätigung an, solange ein Schmerz oder eine Einschränkung der Beweglichkeit eines Gelenks ungeklärt bleiben.

d) Wenn Sie wieder eine sportliche Betätigung aufnehmen können, freuen Sie sich darüber, sich wiederzufinden, sich zu recken und zu strecken, sich zu bewegen; hören Sie auf Ihren Körper, er hat Ihnen viel zu sagen!

e) Vergessen Sie ganz den Begriff Leistung. Sie sind Ihr bester Freund und brauchen sich nichts zu beweisen. Machen Sie sich eine Freude!

f) Vergessen Sie ganz den Begriff Wettbewerb. Sie brauchen auch den anderen nichts zu beweisen. Machen Sie sich eine Freude!

g) Nehmen Sie sich Zeit, berücksichtigen Sie das Prinzip der allmählichen Fortschritte. Wenn Sie

Entspannen, Bewegen, Muskeltraining – die Reihenfolge zur Korrektur eines Muskelungleichgewichts.

zu schnell weiterkommen wollen, kann es sich negativ auswirken, und Sie verlieren viel Zeit.

h) Treiben Sie keinen Sport ohne vorheriges Aufwärmen, egal wie alt oder jung Sie sind, egal welche Sportart es ist. Das gilt für einen swing beim
Golf, wie für eine Rück- oder Vorhand beim Tennis, für einen Tritt gegen den Fußball, wie für eine
Abfahrt beim Ski oder eine Billiardpartie. Die
professionellen Sportler leben von ihrer Fitneß
und trainieren täglich, und doch käme keiner von
ihnen auf die Idee, das Punktspiel am Samstag-
abend anzufangen, ohne vorher Lockerungs- und
Streckübungen zu machen und sich aufzuwärmen.

i) Versuchen Sie nicht das zu tun, was die anderen
machen. Sie sind einzigartig, und Sie verdienen etwas »Maßgeschneidertes«. Hüten Sie sich vor der
Falle Gruppengymnastik, die Sie dazu verleiten
könnte, etwas zu erzwingen, um eine vorgege-
bene Bewegung durchzuführen.

j) Anstatt Kraftmeierei anzustreben, konzentrieren
Sie Ihre Anstrengungen darauf, eine bestmögliche
Beweglichkeit zu bekommen beziehungsweise zu
pflegen. Die Beweglichkeit der Gelenke geht der
Kraft voraus; zu starke Muskeln dagegen können
die Beweglichkeit der Gelenke einschränken oder
ein Ungleichgewicht verschlimmern. Eine eingeschränkte Beweglichkeit der Gelenke aber öffnet
dem Chaos Tür und Tor: den Rückenleiden, der
Arthrose. Bewegung ist Leben, Unbeweglichkeit
ist Tod.

Die Beweglichkeit
der Gelenke ist
immer
wichtiger
als das
Krafttraining

Auswahl einer Sportart

Das Tennis- und das Golfspiel erfreuen sich wachsender Beliebtheit, doch einige Experten scheinen diese Sportarten für zahlreiche Rückenbeschwerden verantwortlich zu machen. Es stimmt zwar, daß einige beim Golf- oder Tennisspielen ihren Rücken schädigen können; das liegt aber viel mehr an diesen Personen, als an den Sportarten selbst.

Golf ist ein ausgezeichneter Sport für die Wirbelsäule.

Golf ist für die Wirbelsäule ein ausgezeichneter Sport – vorausgesetzt, man vermeidet drei Gefahren:

- Es wird dringend davon abgeraten, die Bälle ohne Aufwärmen, Streck- und Lockerungsübungen zu schlagen.
- Es wird dringend davon abgeraten, zu »kratzen«, also in den Boden zu schlagen.
- Es wird dringend davon abgeraten, »air shots« zu machen, also den Ball zu verfehlen.

Abgesehen von diesen drei Klippen ist Golf für die Wirbelsäule eine ausgezeichnete Sportart. Warum?

Weil die Bewegung bei Golf das Ergebnis einer perfekt koordinierten Muskelarbeit ist, die jeden Moment kontrolliert wird. Die Arme, die Schultern, der obere Rückenbereich (der sehr oft zu wenig trainiert wird), der Lendenbereich (immer mit kontrollierter Drehung), die Kreuzbeingelenke – sie alle nehmen Teil an einer Bewegung, die harmonisch sein will: dem swing.

Das Gehen auf weichem Boden in einer angenehmen Umgebung trägt zusätzlich dazu bei, daß das Golfspiel ideal für Freizeit und Entspannung geeignet ist.

Das Gehen auf einem weichen Boden trägt zur Entspannung bei.

Sollte beim Golfspielen im Lenden- oder Halswirbelbereich ein Schmerz auftreten, so bedeutet das, daß ein Wirbelgelenk oder mehrere in einer Extremsituation stehen, weil Muskeln ungleich angespannt sind; dies muß genau festgestellt und behoben werden. Beim Golfspiel kann, wie beim Gehen oder jeder Sportart, eine bereits bestehende anormale Situation verschärft werden. Scheint die Bewegung beim Golfspielen selbst die Ursache zu sein, so liegt das meist daran, daß zu stark oder zu schwach geschlagen wurde oder die Bewegungen schlecht koordiniert waren.

Schnelle Bewegungen beim Tennis können eine Gefahr für das Gleichgewicht der Muskeln und Gelenke sein.

Tennis: Während die Bewegungen beim Golfspiel vollkommen bewußt und durch die Großhirnrinde kontrolliert sind, erfordert das Tennisspiel Bewegungen, die reflexartig über das Rückenmark durchgeführt werden, denn die Muskeln müssen dabei immer wieder blitzschnell mobilisiert werden. Schnelle, intensive Bewegungen können tatsächlich eine Gefahr für das Gleichgewicht der Muskeln und Gelenke darstellen.

Da die Plätze hart und die Muskelkontraktionen heftig sind, ist Tennis mit Golf nicht zu vergleichen, was den Energieeinsatz betrifft, aber auch was die Gefahren für die Wirbelsäule angeht. Tennis ist für Personen mit LWS-Syndrom oder sonstigen Rückenbeschwerden nicht zu empfehlen. Ein erfahrener, gut trainierter Spieler kann durchaus Tennis spielen und etwas von seinem Lieblingssport haben, ohne seine Wirbelsäule in Gefahr zu bringen, vor allem wenn er sich die Zeit nimmt, sich zu strecken und aufzuwärmen, bevor er die ersten Bälle schlägt. Tennis ist ein Sport für den ganzen Körper, alle Muskeln werden beteiligt. Er kann für Rückenbeschwerden nicht allein verantwortlich gemacht werden. Je nach Fitneß und Vorbereitung des Einzelmenschen tut er sich damit Gutes oder schadet sich.

Reiten: Jahrelang haben einige Rheumatologen den Menschen mit Rückenbeschwerden das Reiten strikt verboten; heute hat sich das geändert – weder die Sättel, noch die Pferde, noch die Wirbel, sondern die Meinung; und das Reiten genießt eine Art Rehabilitation.

Das Reiten an sich ist weder gut noch schlecht für den Rücken. Es kann sich wie das Gehen, Golfspielen oder Skifahren als wohltuend bei dem einen herausstellen und beim anderen schreckliche Lendenwirbelbeschwerden auslösen. Das hängt weniger vom Rücken des Pferdes ab als vom Rücken des Reiters.

Das Reiten kann sich für den Rücken als wohltuend herausstellen.

Bei bestimmten Personen, die unter chronischem LWS-Syndrom, Ischias oder Hexenschuß leiden, kann das Reiten ausgesprochen wohltuend wirken – unter der ausdrücklichen Bedingung, daß die Ursache für das Ungleichgewicht der Muskeln beziehungsweise Gelenke behoben wurde. Sind die Gelenke wieder frei geworden, so bietet das Reiten den Bandscheiben eine ausgezeichnete Gelegenheit zu arbeiten, ihre Elastizität und Geschmeidigkeit wiederzufinden, nachdem eine Störung sie tage-, wochen- oder monatelang in eine Extremlage gezwungen und sie ihrer Beweglichkeit, ihrer Grundlage, beraubt hatte. Reiten ist eine vorzügliche Gymnastik für Bandscheiben, Kreuzdarmbeingelenke und Wirbelgelenke, wenn diese frei sind.

Kampfkünste: Die Kampfkünste wie Judo, Taekwondo usw. sind ganzheitliche Sportarten, die einem Menschen im körperlichen und seelischen Bereich helfen können. Für uns sind das Sportarten, die wirklich der Gesundheit dienen und den Vorteil haben, sich an den Menschen als Ganzes zu wenden. Es gibt verschiedene Techniken und verschiedene Meister, aber ein Ziel ist dabei immer, das Geistige nicht

Judo oder Taekwondo sind ganzheitliche Sportarten, die im körperlichen und seelischen Bereich helfen können.

vom Körperlichen zu trennen. Körperliche oder
seelische Spannungen können sich auf kontrollierte
Art und Weise »entladen«.

Die Ausbildung der Lehrer ist hervorragend; sie
kennen und respektieren den menschlichen Körper,
was sich zum Beispiel darin äußert, daß sie vor jeder
Ausübung des Sports selbst lange und gewissenhaft
Dehnungs- und Lockerungsübungen machen.

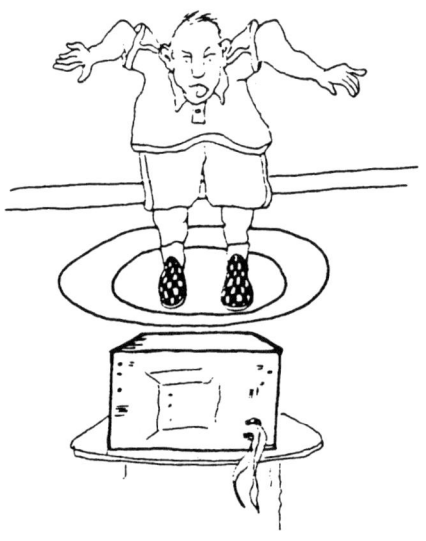

Aerobic ist nur gut,
wenn Sie
Rückenschäden
spüren wollen.

Aerobic: Null Punkte. Sehr gut für Rückenschäden,
weniger gut für den Rücken.

Body Building: Eine Mode, die aus den USA zu uns
herüberkommt, verstärkt durch Gewaltfilme und
blitzende Geräte. Die Reserven des Muskelgewebes
zu entwickeln, ist eine Sünde an sich, denn der Körper kann sie eines Tages sehr benötigen. Die Entwicklung von Muskelmassen aus angeblich ästheti-
schen Gründen hat mit der Gesundheit eines
Menschen nichts zu tun. Statt einer Überentwick-

lung der Muskeln sollte die Beweglichkeit der Gelenke angestrebt werden. Zu starke (hypertone) Muskeln können sogar die Beweglichkeit bestimmter Gelenke verringern, was die bekannten fatalen Folgen hat.

Zu starke Muskeln können die Beweglichkeit einzelner Gelenke verringern anstatt sie zu verbessern.

Fußball: Nehmen wir an, ein junger Mann weist einen leichten Plattfuß auf, verbunden mit einer kleinen Innendrehung des Fußes, nichts Schlimmes, ein ganz alltägliches Problem. Der »junge Mann« ist zehn Jahre alt, und wie viele Jungen in seinem Alter spielt er leidenschaftlich Fußball, träumt davon, Profi zu werden und sammelt in der Zwischenzeit Fotos von seinen Idolen.

Zwei Drehbücher:

1. Die Eltern haben den linken Fuß bemerkt, finden aber, »das macht nichts«, »das geht vorbei«. Der junge Mann treibt Sport in der E-Jugend, später in der D-Jugend, C-, B-Jugend usw. Mit fünfzehn beklagt er sich schon einmal ein bißchen über seine untere Rückenpartie, aber immer nur undeutlich murmelnd, denn seine Eltern sagen dann sofort, wenn etwas wehtue, dann liege das am Fußballspielen, und er müsse damit aufhören.

Der Junge ist ein großer und gutaussehender junger Mann geworden. Er hält sich nicht sehr gut, das Becken ist leicht asymmetrisch, die linke Schulter etwas niedriger als die rechte, und der Kopf hat oft die Tendenz, sich nach rechts zu neigen. »Die jungen Leute halten sich alle so«, sagt der Großvater. »Halt dich gerade«, sagt die Mutter. »Geh zum Frisör, du siehst so komisch aus«, sagt der Vater.

Die Jahre vergehen, der junge Mann ist jetzt ein Herr X von etwa 50 Jahren, der über Schmerzen im linken Knie, in der linken Hüfte, in der Schulter, im

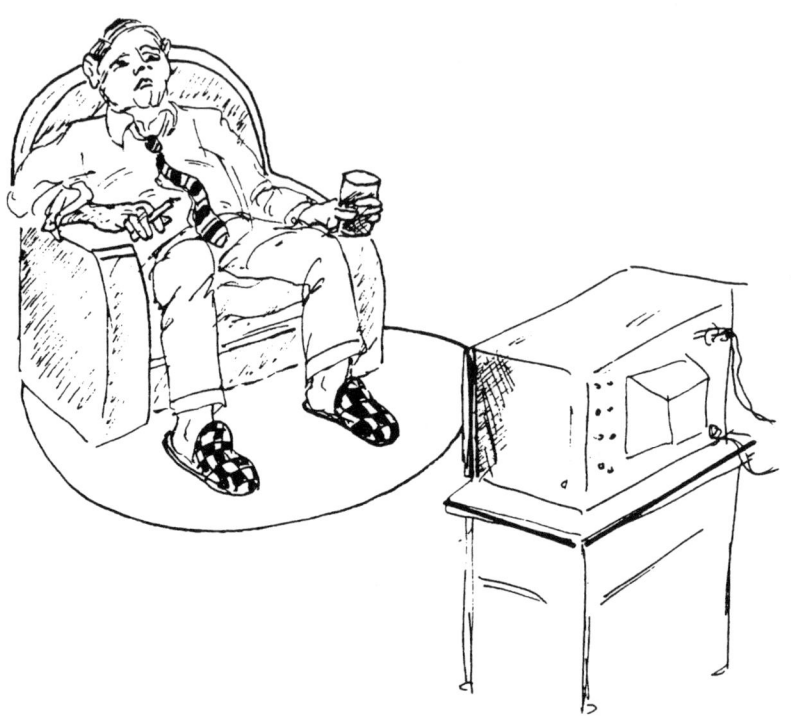

Das Verharmlosen von Beschwerden kann in späteren Jahren größere Eingriffe notwendig machen.

Nacken, über Kopfschmerzen klagt, und seine Verdauung ist auch nicht die beste. Einer der Ärzte, die er aufsuchte, fragte ihn, ob er wetterfühlig sei, und Herr X mußte zugeben, er sei sich nicht sicher, aber es scheine ihm tatsächlich, als wären die Schmerzen bei Regen etwas stärker. Die Unterhaltung schweifte dann ab in Betrachtungen über das Wetter, über das Wetter von morgen, wie die Zeit vergeht, und wie schnell die Jahre vorbeifliegen; Herr X kam aus dem Sprechzimmer mit einer Krankschreibung und tröstete sich damit, daß seine Beschwerden für sein Alter völlig normal seien, daß er sich nicht zu beklagen habe und daß es Leute gebe, die schlechter dran seien als er. Was er allerdings nicht so recht verstand, war, daß seine rechte Hüfte, die genauso alt war wie die linke und demselben Klima ausgesetzt war, ihm keine Beschwerden machte.

Einige Jahre später mußte Herr X sich einer Operation der linken Hüfte unterziehen. Dank der Geschicklichkeit des Chirurgen, dank der medizinischen Wissenschaft und dank der modernen Technologie, die immer stabilere Prothesen einsetzt, wird er wieder gehen können. Den Krankenhausaufenthalt, die Operation und die Krankengymnastik zahlt die Krankenkasse.

Nur rechtzeitige Untersuchungen ermöglichen nichtoperative Maßnahmen gegen schwache Muskeln und Gelenke.

2. Die Eltern des jungen X haben bemerkt, daß der linke Fuß ihres Kindes etwas platt ist, und daß sich der Fuß bei jedem Schritt, den er im Leben tut, etwas nach innen dreht.

Eines Tages möchten die Eltern wissen, was los ist und beschließen, ihr Kind untersuchen zu lassen. Der Arzt beobachtet das Kind beim Gehen, untersucht den linken Fuß, vergleicht ihn mit dem rechten, läßt das Kind noch einmal gehen, beruhigt die Eltern und rät ihnen, eine kleine Schuheinlage anfertigen zu lassen. Der Arzt untersucht weiterhin die Muskeln des Kindes, entdeckt dabei, daß die rechten Muskeln etwas mehr Kraft und Widerstandsfähigkeit haben als die linken, vor allem der große Gesäßmuskel, der mittlere Gesäßmuskel, ebenso die beidseitig der Wirbelsäule angelegten Spinalmuskeln, die rechts hyperton (zu stark angespannt) und links hypoton (zu schlaff) sind. Auch der große Lendenmuskel erscheint rechts stärker als links. Der Arzt wertet die Haltung beim Stehen aus, von vorne und von der Seite. Nach der Untersuchung legt er die Hand auf den Kopf des jungen X und fragt ihn, ob er gern Sport treibe.

Die Eltern antworten vor dem kleinen Jungen: »Herr Doktor, er ist absoluter Fußballfan, er denkt nur ans Ballspielen!«

Schwimmen ist ein hervorragender Sport, um Verspannungen zu lösen und Haltungsschäden vorzubeugen.

Der junge X wird rot, ärgert sich und stimmt schließlich zu.

»Also, wenn du gut spielen willst, mußt du dich wie die großen Champions vorbereiten, und dafür gibt es etwas, was du tun solltest. Du müßtest zwei- bis dreimal in der Woche ins Schwimmbad gehen. Wenn du gut schwimmst, hast du die Chance, ein guter Spieler zu werden, wenn du nicht gut schwimmst, wird es dir viel schwerer fallen, gut zu spielen. Einverstanden?«

Der Junge X war einverstanden. Die Eltern fragten »Warum?«, und der Arzt erklärte ihnen, daß er einen geringfügigen, aber spürbaren Unterschied bei bestimmten Muskeln im Vergleich zu anderen festgestellt hat, daß diese Verspannungen möglicherweise die Haltung schädigten und das Fußballspielen diese Asymmetrie der Muskelspannungen nur verstärken könne; und das sei auf mittlere oder lange Sicht ungünstig für ihren kleinen Jungen. Außerdem fände er, man sollte in diesem Wachstumsalter jedes Risiko vermeiden.

Die Eltern sprachen sich ab, um ihr Kind abwechselnd zum Schwimmen zu bringen, was dem jungen X guttat und in keiner Weise schädlich war. Schwimmen ist eine symmetrische Übung, die Muskelverspannungen eher ausgleicht anstatt sie zu verstärken, so wie Tennis, Pingpong, Fechten oder Fußball, die asymmetrische Sportarten sind.

Mit fünfzehn war der junge X ein gutaussehender junger Mann; er war ein sehr guter Schwimmer geworden, was seinem Schulsport keinerlei Abbruch tat. Seine Leidenschaft für Fußball hatte sich nach und nach umgewandelt in große Freude am Sport im allgemeinen, und er trieb ihn regelmäßig auf mannigfache Weise: Dauerlauf, Basketball, Volleyball … Der junge X trug immer eine kleine Einlage im linken Schuh, seine Haltung war gut, der Brustkorb weit, die Schultern gleich tief, das Becken gerade.

Mit fünfzig ist der junge X Herr X geworden. Er klagt weder über den Rücken noch über die Knie noch über die Hüften; er braucht sich keiner Hüftoperation zu unterziehen.

Einige werden denken, der zweite Herr X hatte großes Glück. Andere werden denken, sein Glück hieß Herr und Frau X Senior.

Rugby. Während Fußball mit Füßen und Beinen gespielt wird, wird Rugby mit dem Herzen gespielt, – es ist ein »totaler« Sport. Doch leider können wir Rugby Personen mit Rückenbeschwerden nicht empfehlen. Die dabei vorkommenden Stöße können bereits bestehende Fehlstellungen verstärken.

Spielt man Rugby, können bereits vorhandene Fehlstellungen verstärkt werden.

Jogging. Bevor man laufen möchte, sollte man gehen können. Wenn ein Ungleichgewicht besteht, wird das Joggen die Spannung nur verstärken. Bei gutem Gleichgewicht kann Jogging ein ausgezeichnetes Mittel sein, eine gute körperliche und seelische Verfassung zu erhalten.

Jogging kann ein ausgezeichnetes Mittel sein, eine gute körperliche und seelische Verfassung zu erhalten.

Wie bei jeder Sportart ist es empfehlenswert, mit Dehnungen, Gelenkigkeitsübungen und Aufwärmen zu beginnen. Es ist wichtig, mit geeigneten Schuhen zu laufen, eventuell solchen mit neuartigen Sohlen und Einlagen, zum Beispiel vom Typ Noene, die Stöße auffangen. Beim Lauf auf harter Oberfläche halten sie die kleinen Erschütterungen, die sich mit der Zeit auf alle Gelenke auswirken können, in Grenzen.

Schwimmen. Das Schwimmen steht bei allen, die in medizinischen Berufen arbeiten und um das Wohl der Wirbelsäule besorgt sind, auf Platz eins. Zu recht. Das Schwimmen ist wohl – abgesehen vom

Fliegen im Weltraum – das Beste, was der Mensch finden konnte, um endlich einmal der Schwerkraft zu entkommen. Bandscheiben, Wirbel, alles wird vom Wasser getragen, und die Muskeln können endlich entspannen.

Schwimmen ist eine wunderbare Gelegenheit, eine Zeitlang von den Gesetzen des »Propellers«, der aufsteigenden und absteigenden Kette befreit zu sein.

Langsame Schwimmbewegungen verhindern, daß der Nacken überstreckt wird.

Besser als zwanzig möglichst schnelle Schwimmzüge sind ganz langsame Bewegungen, bei denen Arme und Beine so lang wie möglich gestreckt werden, dafür lieber einige Minuten zusätzlich. Der Nacken sollte nicht überstreckt werden, damit der Kopf aus dem Wasser ragt, sondern in einer Linie mit der übrigen Wirbelsäule liegen. Und nichts spricht dagegen, das Baden zu beenden, indem man auf dem Rücken im Wasser liegt und zum Himmel sieht, die Beine langsam schlenkert und die Arme nach hinten reckt.

Die Auswahl von Sportarten für Kinder

Ein Freund, der Vorsitzender eines Tennisvereins in der Pariser Region ist, hat wohl die Situation mit folgender Bemerkung gut getroffen:

»Ich habe an der Tür meines Büros ein Schild angebracht mit der Aufforderung an alle Eltern, zuerst bei mir vorzusprechen.«

Allzu viele Eltern wollen aus ihrem Kind um jeden Preis einen Champion machen. Dieser Wettkampfsport ist mit seinen Millionen von Dollar, die für Prämien usw. ausgegeben werden, seinen weiten Reisen und Sponsoren sicher sehr spektakulär. Aber er ist weit entfernt von der Gesundheit, diesem kör-

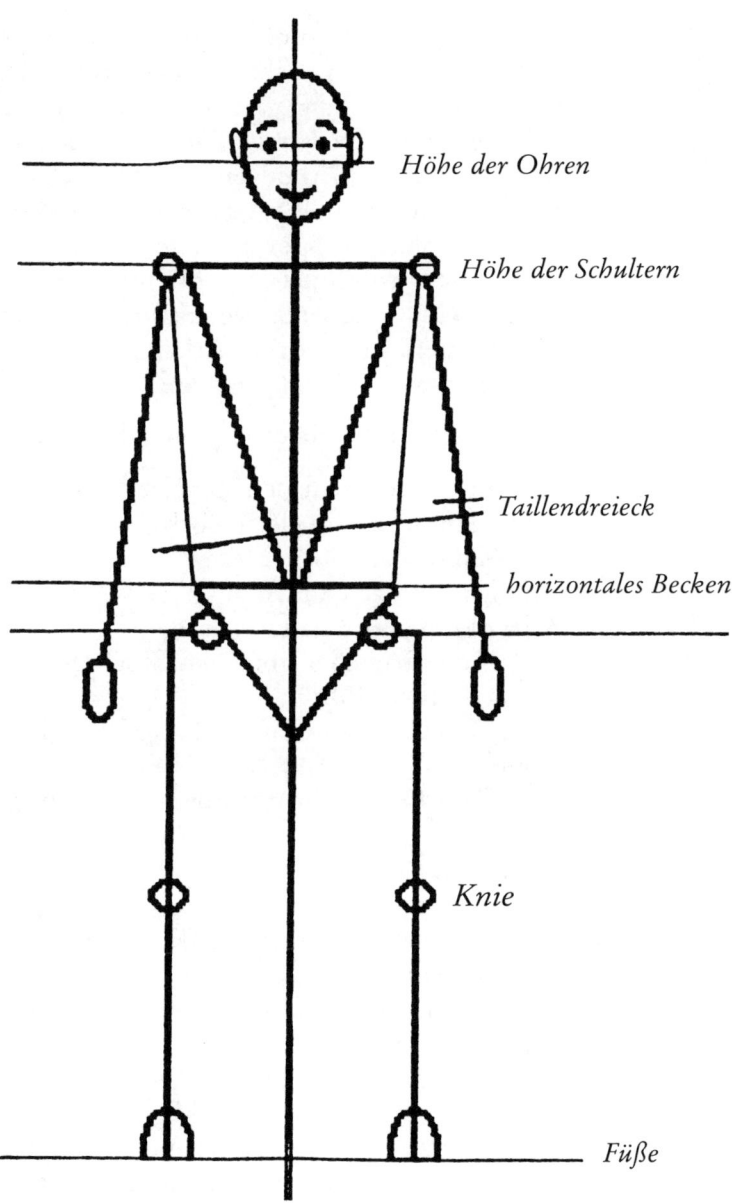

Höhe der Ohren

Höhe der Schultern

Taillendreieck

horizontales Becken

Knie

Füße

Haltungsberechnung

perlichen, seelischen und sozialen Wohlbefinden, von dem die Weltgesundheitsorganisation spricht.

Sport ist ein zweischneidiges Schwert. Er kann schädlich sein, er kann gesund sein, für Erwachsene, aber besonders für Kinder. Die einmal ausgesuchte Sportart hat Auswirkungen auf das Wachstum, die Haltung, die Gesundheit, den Rest des Lebens.

Bevor Sie eine Sportart auswählen, sollten Sie sich einmal pro Monat zwei Minuten Zeit nehmen, um Ihr Kind wachsen zu sehen. Die Schulärzte sind immer überlastet – zuviel Arbeit, zu viele Kinder. Gehen Sie folgende Fragen durch:

Checkliste für die Haltung (stehend, von hinten)

1. Ist der *Kopf* gerade oder geneigt?
2. Sind die *Schultern* gleich hoch?
   Fallen sie nach vorne?
   Zeigen sie nach hinten?
3. Ist das *Becken* gerade?
   Sind die Grübchen über dem Gesäß (Kreuzbeine) auf gleicher Höhe?
   Ist die Falte zwischen den Pobacken genau senkrecht?
   Sind die Querfalten unter dem Gesäß auf gleicher Höhe?
4. Sind die *Knie* gerade?
   Berühren sie sich?
   Sind sie nach außen gebogen?
   Sind sie durchgedrückt?
5. Sind die *Füße* platt/hohl? Zeigen sie nach innen oder außen?

Es geht nicht darum, illegal Medizin zu betreiben oder einen ausgebildeten Gesundheitsexperten zu ersetzen, es geht nur darum, ein Auge auf das Wachstum Ihres Kindes zu haben. Fällt Ihnen bei diesen fünf Punkten, die sich in zwei Minuten überprüfen lassen, etwas auf, so gehen Sie zum Arzt und fragen ihn nach seiner Meinung.

Eine schlechte Sportart ist eine, die ein Ungleichgewicht verstärkt, eine gute Sportart ist vor allem eine, die Ihrem Kind ein harmonisches Wachstum ermöglicht. Ist die rechte Schulter eines Kindes deutlich höher als die linke, so ist es bestimmt nicht das Beste, es beim Tenniskurs anzumelden. Bei jedem Ungleichgewicht sollten statt der asymmetrischen Sportarten solche gewählt werden, die symmetrisch sind und bei denen Dehnung vorkommt.

Gute Sportarten ermöglichen Ihrem Kind ein harmonisches Wachstum.

Zusammenfassung »Sport«

Die Antwort auf Rückenbeschwerden findet sich nicht in der Ausübung einer bestimmten Sportart oder besonderer Übungsreihen. Polemische Verurteilungen oder Lobeshymnen für bestimmte sportliche Aktivitäten vereinfachen und vergröbern unseres Erachtens den Sachverhalt nur. Nicht die Sportart selbst ist gesund oder ungesund. Jeder Faktor, der sich auf die Wirbelsäule auswirkt, kann dies auf positive oder negative Weise tun. Wie sich eine sportliche Übung auswirkt, das hängt vom Einzelmenschen ab, vom Zustand seiner Wirbelsäule und von der passenden Vorbereitung auf diese Übung. Es geht ja auch nicht darum, nie wieder eine Stecknadel vom Boden aufzuheben oder aber sein Leben in gebückter Stellung mit dem Aufheben von Stecknadeln zu verbringen, sondern es geht darum, daß man gelegentlich eine Stecknadel aufhebt, aber richtig, und das heißt, durch Beugung der Knie ohne Belastung des Rückens. Was zählt, ist auch nicht die Häufigkeit oder die Intensität einer Übung, wichtig ist vor allem, daß die Tätigkeiten auf jeden Einzelmenschen zugeschnitten sind. Eine angepaßte sportliche Tätigkeit ist immer gesund; ein Fehler wäre es nur zu glauben, jeder Sport sei immer gesund.

Körperliche Betätigung ist eine Möglichkeit für den Menschen, sich selbst besser kennenzulernen und sich körperlich und seelisch zu entfalten, unter der Bedingung, daß dabei Leistung um jeden Preis und Standardisierung vermieden und Modeerscheinungen kritisch beurteilt werden.

Die Grundbewegung

Der Gang ist das äußere Anzeichen für die Beweglichkeit aller Gelenke.

Beobachten wir einmal zum Spaß den Gang eines jungen Menschen und den eines älteren. Während der junge Mensch ganz Bewegung ist, auf Federn zu gehen scheint, setzt der reife Mensch seine Bewegung sparsam ein, jeder Schritt ist steif und begrenzt, der Kopf oft nach vorn geneigt, die Schultern gesenkt; die Gelenkigkeit ist verlorengegangen. Der Unterschied springt geradezu ins Auge, der Gang des jungen Menschen ist elastisch, der des alten Menschen eckig und linkisch. Der Gang ist das äußere Anzeichen für die Beweglichkeit aller Gelenke. Das Alter schränkt die Beweglichkeit der Gelenke ein; und um diesen Alterungsprozeß etwas zu verlangsamen, ist es wichtig, eine angemessene Gelenkigkeit zu pflegen, was unseres Erachtens besser ist als die Mode, die Muskeln zu kultivieren. Das Leben ist Bewegung, und Bewegung ist Leben.

Ohne das Prinzip der Einzigartigkeit zu vernachlässigen, möchten wir hier eine Art Gymnastik vorschlagen, die, wie wir glauben, die Erhaltung einer optimalen Beweglichkeit ermöglicht.

Das Prinzip:

Wie alt oder jung und wie gesund Sie auch immer sein mögen, ob Sie sitzen, liegen oder stehen, diese Technik könnte für Sie von Nutzen sein.

Es handelt sich dabei um eine ungewöhnliche
Gymnastik. Man kann mit dem Fuß oder dem Ellenbogen anfangen, mit dem Handgelenk oder dem
Nacken, je nach Ihren Möglichkeiten oder Ihrer
Lust. Nicht Quantität zählt, sondern Qualität der
Übung. Die Grundidee, auf der die Übung basiert,
ist, daß man für jedes Gelenk die größtmögliche Beweglichkeit sucht und erhält, ohne Zwang, immer
unter völliger Kontrolle.

Suchen Sie bei Ihrer Gymnastik immer die größtmögliche Beweglichkeit für jedes Gelenk.

Das äußert sich in ganz langsamen, allmählichen
Dehnungen, die sich nicht auf einen Körperbereich
beschränken, sondern zunächst alle Bewegungsmöglichkeiten eines Gelenks erforschen, um dann
eine ganze Gelenkkette nach sich zu ziehen, bis sie
das Höchstmaß ihrer Beweglichkeit erreicht hat.

Die Technik:

Man kann zum Beispiel mit der Hand anfangen.
Schließen Sie die Faust, öffnen Sie die Hand langsam
und strecken Sie die Finger so weit wie möglich aus.
Lassen Sie die Finger einige Sekunden gestreckt;
versuchen Sie dann, ein paar Grade an Ausdehnung
dazuzugewinnen, indem Sie die Muskeln anspan-
nen, ohne jemals die Schmerzschwelle zu überschreiten. Spreizen Sie die Finger, bringen Sie sie in
alle möglichen Positionen. Tun Sie alles bitte ganz
langsam und kontrolliert. Während die Finger weiter nach ihren Bewegungsmöglichkeiten suchen,
fängt das Handgelenk an, mitzumachen und entdeckt die ganze Spannbreite seiner Möglichkeiten.
Anschließend erforschen Sie die oberen Gelenke –
Ellenbogen, Schulter –, ihre optimale Bewegungsmöglichkeit, alles immer kontrolliert und so langsam wie möglich. Die Bewegungen sollen sich nicht
nur auf Beugung und Streckung beschränken, sondern sozusagen »rund« sein, so daß die völlige Be-

weglichkeit jedes Gelenks, dann die seiner Nachbarn, erkundet wird.

Für die Wirbelsäule:

Die Bewegungen während der Übung sollen die völlige Beweglichkeit jedes Gelenks erkunden.

Die Übung kann beim Nacken anfangen. Der Kopf wird leicht nach hinten geneigt. Um Ihnen eine Vorstellung von der Langsamkeit zu geben, mit der die Übung ausgeführt wird: von der senkrechten neutralen Position kann es eine Minute dauern, bis die Position äußerster Überstreckung erreicht ist. Das können Sie leicht überprüfen, indem Sie langsam bis 60 zählen.

Ist der Nacken an der Grenze seiner Ausdehnungsmöglichkeit angelangt, so lassen Sie den Kopf nach hinten »fallen«, ohne die Schultern zu bewegen, die entspannt herunterhängen sollen; denken Sie daran, die Muskeln der vorderen Halsseite einen nach dem anderen zu entspannen. Dem Anschein nach haben Sie die Grenze der Beweglichkeit Ihres Nackens erreicht; aber warten Sie eine Sekunde oder zwei und lassen Sie Ihren Kopf, ganz ohne Zwang, immer noch völlig entspannt, nach hinten gehen. Denken Sie gleichzeitig an Ihr Kinn, daß ein paar Zentimeter nach oben gehen muß. Sie werden erstaunt feststellen, daß Sie noch einige Grade gewinnen, obwohl Sie doch dachten, Sie seien schon an der äußersten Grenze angelangt. Geben Sie sich noch

Verharren Sie bei jedem Gelenk einige Sekunden an der äußersten Grenze, und überschreiten Sie diese.

einmal einige Sekunden, um sich an diese ungewohnte Haltung zu gewöhnen, und versuchen Sie dann, sich zu entspannen; lassen Sie Ihren Kopf hinten, als wollten Sie mit dem Hinterkopf Ihren Rücken berühren – Sie werden erstaunt sein, daß Sie noch einige Grade gewinnen. Bei dieser Übung können Sie die Grenzen überschreiten, die Sie kannten, als ob Sie eine seit Monaten oder Jahren unerforschte Gegend besuchten.

Kommen Sie dann langsam in die Senkrechte
zurück, mit dem Kinn wieder nahe am Hals, und
beugen Sie sachte den Nacken nach vorn. Wenn das
Kinn die Brust berührt, beugen Sie den Nacken weiter und entspannen Sie dabei jeden Halsmuskel, als
wollten Sie mit der Nase aufs Brustbein. Für die
Ausführung dieser Bewegung können Sie ebenfalls
bis 60 zählen.

Das Wichtige ist, immer daran zu denken, daß jedes Gelenk seine bestmögliche Arbeit tut. Überstür-
zen Sie nichts, es geht überhaupt nicht um Leistung.
Sie sollen nicht unbedingt mit der Nase aufs Brustbein, sondern das Ziel ist, die Nackenmuskeln, so
gut es geht, zu entspannen. Es ist eine langsame, allmähliche und systematische Erkundungsarbeit.

Am wichtigsten ist es zu beachten, daß jedes Gelenk seine bestmöglich-ste Arbeit tut.

Auf entsprechende Art und Weise können alle
Stellungen der Wirbelsäule bis zu ihrem Maximum
gebracht werden, ohne jedes Risiko, völlig gefahr-
los, denn die Bewegungen werden ja immer langsam
und kontrolliert durchgeführt.

Bei dieser Gymnastik kann der Hofbesitzer einmal einen Rundgang durch seine Ländereien machen, ein Hofbesitzer, der sich freut, neues Land zu
entdecken, dessen Größe er bislang nicht ahnte. Es
ist eine Möglichkeit, sich selbst besser kennenzulernen, jedes Gelenk zu überprüfen und eine eventuelle
Störung aufzuspüren. Die Suche nach der optimalen
Beweglichkeit auf völlig freiwillige und bewußte
Art und Weise hält falsche Bewegungen so gering
wie möglich und gibt jeder Muskelgruppe die
Chance, Anspannung und Entspannung zu üben.
Sie befreit für Momente die Muskeln und Fascien
von eventuellen anormalen Spannungen.

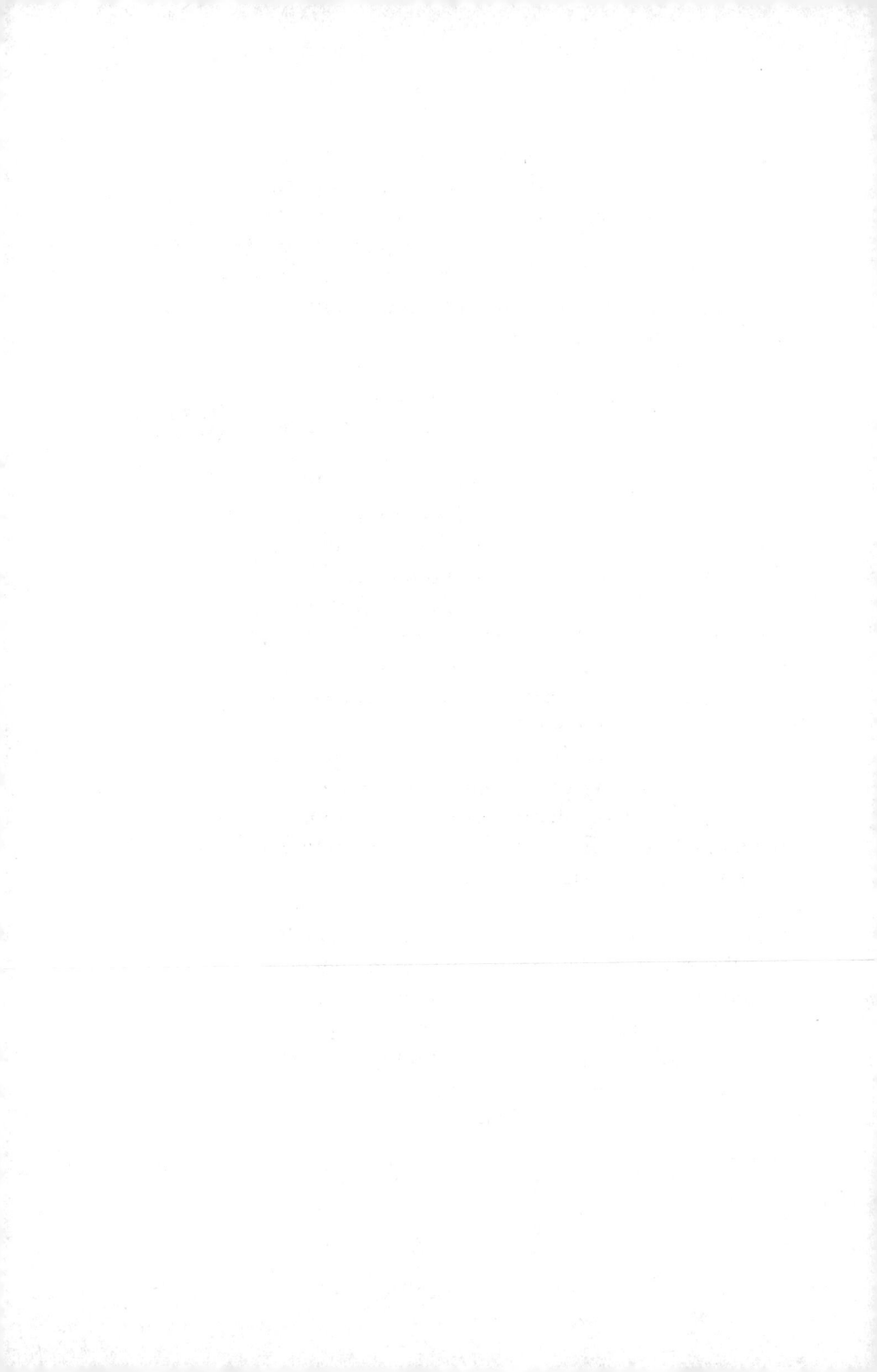

Kapitel 7

Eine Strategie moderner, ganzheitlicher, individueller Medizin: Chiropractic und Angewandte Kinesiologie

»Die Studie zeigt beachtliche Prozentsätze für die Zufriedenheit von Personen, die alternative oder komplementäre Medizin in Anspruch nahmen. Zum Beispiel erklärten 71% der Personen, bei denen Chiropractic, also manuelle Behandlung der Wirbelsäule und der Gelenke, angewendet wurde, sie seien sehr zufrieden (very satisfied), und 22%, sie seien recht zufrieden (fairly satisfied).«

Thompson Prentice,
The Times, London,
13. Nov. 1989

Der polemische Kampf zwischen einigen Medizinern und einigen Chiropractoren führt zu nichts.

Die Chiropractic entwickelt sich auf der ganzen Welt mit verblüffender Geschwindigkeit. In den USA stellt der Beruf des Chiropractors die Titelseite eines Time Magazine mit der vielsagenden Überschrift:»Der Beruf, der sich in den USA am schnellsten entwickelt.«

Die»Doctors of Chiropractic« sind Experten bei Versicherungen und Gerichten, wenn bestimmte Körperschäden als Unfallfolgen begutachtet werden müssen, ihre Behandlung wird von den Krankenkassen bezahlt, und seit kurzem ist es auch möglich, sich in Krankenhäusern chiropractisch behandeln zu lassen. In England ist Lady Di»Patin« der ersten europäischen Hochschule für Chiropractic in Bournemouth. Innerhalb weniger Jahre stieg die Chiropractic in Europa zum»Adel« auf, besonders seit die sehr seriöse Times eine Studie herausgab, wonach Chiropractic in der Lage ist, 93% der Patienten zufriedenzustellen.

Vor allem im Interesse der Patienten erlauben wir uns, die Hoffnung auszusprechen, daß die Chiropractic so bald wie möglich auf der ganzen Welt den Status eines unabhängigen, vollwertigen Berufes innerhalb des Gesundheitswesens genießt. Wenn sich in Deutschland 4500 Personen »Chiropracticer« nennen, so beweist das, daß die Chiropractic beliebt ist; da aber gesetzliche Vorschriften fehlen, sind Inkompetenzen aller Art Tür und Tor geöffnet – tatsächlich aber ist Chiropractic eine sehr feine Kunst. Chiropractic ist keine Technik, die man so nebenbei auf einem Wochenendseminar lernen kann, selbst wenn man Arzt ist. Sie ist ein echter Beruf, der, abgesehen vom medizinischen Grundwissen, sehr spezielle anatomische Kenntnisse verlangt,

Chiropractic ist ein Beruf, der über das medizinische Grundwissen hinaus spezielle Kenntnisse in Anatomie erfordert.

außerdem eine sehr hohe Genauigkeit und eine gewisse Geschicklichkeit.

»Die manuelle Behandlung einer Halswirbelsäule einem hervorragenden, betitelten, aber nicht spezialisierten Arzt anzuvertrauen, ist kein Beweis für Vertrauen, sondern für Unkenntnis. Genauso gut könnte man eine Nierenoperation einem Kinderarzt anvertrauen.« (Dr. Niboyet, La pratique de la médecine manuelle.)

Unsere Absicht ist nicht, die Polemik zu schüren, sondern dem Patienten eine moderne Hilfe anzubieten, eine sanfte Alternative zu Rückenbeschwerden, Arbeitsunfähigkeit, Schmerzmitteln, entzündungshemmenden Medikamenten oder zu chirurgischen Eingriffen, soweit deren Vermeidung möglich ist. Wie arbeitet die Chiropractic?

A. Die Wechselbeziehungen

Die Chiropractic ist die Wissenschaft von den Wechselbeziehungen zwischen der Funktionseinheit Wirbelsäule/Becken und dem Nervensystem, insofern als Störungen dieser Beziehungen die Gesundheit beeinträchtigen.

So kümmert sich die Chiropractic um die Diagnose, Behandlung und Vorbeugung funktioneller Störungen, schmerzhafter Syndrome und anderer neurophysiologischer Auswirkungen, die von einer Beeinträchtigung der statisch-dynamischen Funktionseinheit Wirbelsäule/Becken herrühren.

Seit einem Jahrhundert schon interessiert sich die Chiropractic auf holistische Art und Weise für den Menschen, für die Wechselbeziehungen im menschlichen Körper, die Beziehungen zwischen Beinen und Becken, zwischen Wirbeln und Nervensystem, zwischen Schädel, Kiefer und dem übrigen Körper, zwischen Haltungen, Muskeln und Gang.

*Chiropractic ist
die Wissenschaft
von den Wechsel-
beziehungen
zwischen
Wirbelsäule/-
Becken und
Nervensystem*

1. Das Dreieck

Bei einem gleichseitigen Dreieck entspricht eine
Seite dem strukturellen Aspekt des menschlichen
Körpers, eine Seite dem chemischen und die dritte
Seite dem seelischen. Ein gesundheitliches Problem
bedeutet, daß eine oder mehrere Seiten des Dreiecks
betroffen sind. Für den typischen Allopathen liegt
die Hauptbetonung auf dem chemischen Aspekt, für
einige Osteopathen und Chiropracticer auf dem
strukturellen Aspekt, und Psychiater, Psychoanaly-
tiker und Psychologen beschäftigen sich überwie-
gend mit der seelischen Seite.

Die Schwierigkeit ist nur, daß der menschliche
Körper sich nicht nach den medizinischen Fachrichtungen richtet. Ein Problem struktureller Art (also
zum Beispiel eines Körperteils) kann von einer anderen Struktur herrühren, die sich ganz woanders
befindet, oder es kann eine chemische oder eine
emotionale Ursache haben. Ein bestimmter geistiger
Zustand kann seinen Ursprung in einem strukturellen Problem haben; ein Problem chemischer Art
kann sich auf Gefühle, die mit bestimmten Strukturen zusammenhängen, auswirken.

Der Mensch lebt als Einheit. Deshalb wird eine ganzheitliche Untersuchungsweise seinem Wesen besser gerecht.

Der Mensch lebt als Einheit; es wird immer of-
fensichtlicher, daß die Unterteilungen Geist/Kör-
per, Physik/Chemie, Einzelmensch/Umgebung und
die getrennte Betrachtung der verschiedenen Körperteile nur künstlich und nur sehr beschränkt dazu
in der Lage sind, das Funktionieren eines so kompli-
zierten Organismus wiederzugeben.

2. Die fünf Systeme

Im menschlichen Körper hängen fünf Systeme eng
miteinander zusammen, sie arbeiten Hand in Hand;
und wird eines von ihnen geschädigt, so kann der gesamte Organismus in Mitleidenschaft gezogen wer-

den. Sie sind nicht auf eine bestimmte Körperregion oder eine Struktur beschränkt, sondern haben ihre Aufgaben im ganzen Körper verteilt. Es handelt sich um:

- das Nervensystem, das riesige Kommunikationssystem, das alle Körperteile miteinander in Kontakt hält,
- das Lymphsystem, das System zur Beseitigung von Abfallstoffen;
- die Gehirn- und Rückenmarksflüssigkeit, die Gehirn, Rückenmark und Rückenmarkshäute schützt und nährt;
- das Gefäßsystem, 150 000 Röhren und haarfeine Röhrchen, die den gesamten Körper ernähren;
- das System der Akupunkturmeridiane, die aus der fernöstlichen Medizin bekannt sind.

Nervensystem, Lymphsystem, Gehirn- und Rückenmarksflüssigkeit, Gefäßsystem und die Akupunkturmeridiane arbeiten sehr eng zusammen.

Erst vor ganz kurzer Zeit konnte die westliche Wissenschaft mit Hilfe von radioaktivem Phosphor die ersten Akupunktur-Meridiane nachweisen, und doch ist das gesamte Meridiansystem im ältesten chinesischen Medizinbuch, dem 24-bändigen Nei-Ching, das vor 4500 Jahren geschrieben wurde, dargestellt. Dieses Buch beschreibt das Gefäßsystem mit seinen Blutbahnen 4000 Jahre vor der westlichen Wissenschaft. Zu jener Zeit lebten die Chinesen schon in Häusern, trugen Kleider, benutzten Fahrzeuge mit Rädern, hatten ein Notensystem für Musik, während man im Westen noch sehr primitiv lebte. Im Nei-Ching werden das Sonnensystem und seine neun Planeten erwähnt; der Westen entdeckte erst 1846 den Neptun und 1940 den Pluto.

3. Von »Chi« zu »Chiropractic«

Die chinesische Medizin kannte verschiedene Methoden, darunter manuelle Wirbelsäulentherapie,

Entspannung, Meditation, Diäten, Körperübungen, Massagen, Pflanzentherapie und Akupunktur. Es ist bedauernswert, daß die westliche Medizin, die sich erst seit kurzem für Akupunktur interessiert, in dieser wirklich holistischen Medizin, die auf dem Respekt vor der Individualität des Einzelmenschen basiert, nur eine einfache Technik zur Beseitigung von Symptomen sieht.

Die Chiropractic gibt als Geburtsjahr für ihren Beruf das Jahr 1895 an; das soll wohl eine Art Koketterie sein, denn die zugrundeliegenden Konzepte finden sich in verblüffender Aktualität im Nei-Ching. Und wenn als Geburtsland der Chiropractic die USA genannt werden, dann sollte man berücksichtigen, daß ihre Begründer, D.D. und B.J. Palmer, vielgereiste Leute waren ... Schließlich bleibt zu bemerken, daß die chinesische Medizin und ihr Meridiansystem, genau wie die Chiropractic, auf der Vorstellung von im Körper zirkulierender Energie gegründet sind, und das chinesische Wort für Energie ist »Chi«.

B. Ein Dialog mit dem Körper

1. Die Angewandte Kinesiologie

Die Angewandte Kinesiologie ist eine moderne ganzheitliche Methode.

Die Angewandte Kinesiologie ist eine moderne Methode, die von Dr. Georges Goodheart aus Detroit entwickelt wurde. Zahlreiche Chiropractoren in den USA und Europa wenden diese Technik an. Dr. Goodheart, der die US-amerikanischen Olympiamannschaften betreut hat, ist ein sehr bekannter und geachteter Chiropractor. Seit zwanzig Jahren steigt die Zahl derer, die diese Technik in ihrem medizinischen Beruf einsetzen, unaufhörlich an, und es gibt immer mehr Spezialzweige. Zahnärzte, Ärzte, Osteopathen, Ernährungswissenschaftler und sogar

Psychiater benutzen Angewandte Kinesiologie und Muskeltests.

»Die Kinesiologie hat zahlreiche Sprechzimmer von Psychiatern und selbst psychiatrische Krankenhäuser revolutioniert.« (Dr. Jerome Mittelman, Ehemaliger Präsident der Internationalen Akademie für Präventive Medizin. Vorwort zum Buch «Your Body Doesn't Lie» von John Diamond, Doktor der Psychiatrie, Ed. Warner Books.)

Das Prinzip:

Über den Umweg des Muskeltests ermöglicht diese Methode einen echten Dialog mit dem menschlichen Körper und gibt Antworten auf zahlreiche Fragen zum strukturellen, chemischen und seelischen Aspekt, also den drei Bereichen, denen die Funktionen des Organismus untergeordnet sind. Diese Methode ist keine Therapie, dabei werden auch keine Symptome beseitigt, sondern es geht um eine Analyse, mit deren Hilfe herausgefunden wird, warum ein Symptom aufgetreten ist. Man kann dabei eine Situation untersuchen und zu verstehen suchen, ob die Ursache für dieses oder jenes Problem mit dem Gefäßsystem zu tun hat, mit dem Lymphsystem, mit der Zirkulation der Gehirn- und Rückenmarksflüssigkeit, den Akupunkturmeridianen oder mit allen zusammen. Die Angewandte Kinesiologie beschäftigt sich mit Zusammenhängen und Wechselwirkungen zwischen den einzelnen Körperteilen; sie ist eine ganzheitliche Methode, die sich an den Menschen als Einheit wendet, ohne ihn auf ein einziges System oder ein einziges Organ zu reduzieren; und gleichzeitig beachtet sie die Individualität des Einzelmenschen.

Die Angewandte Kinesiologie beschäftigt sich mit Zusammenhängen und Wechselwirkungen zwischen den einzelnen Körperteilen.

Die Angewandte Kinesiologie ersetzt keine Röntgenaufnahmen, Ultraschallbilder oder Laboruntersuchungen, aber sie ist ein Diagnose-Instrument von außerordentlichem Wert. Ein Praktiker mit Erfahrung in Kinesiologie ist in der Lage, jemanden gehen zu sehen, einige Muskeln zu testen und dann, ohne daß er mit dem Patienten ein Wort gewechselt hat, ihm zu sagen, daß er an dieser oder jener Stelle Schmerzen verspürt, an Verdauungsstörungen dieser oder jener Art leidet oder an neurologischen Problemen oder Allergien oder Streß. Darüber hinaus bietet diese Methode den Vorteil, den Patienten selber in die Tests miteinzubeziehen, so daß er aktiv wird und die Situation gleichzeitig mit dem Praktiker auswerten kann.

2. Der Muskeltest

Die Muskeln werden in Tests zum Anzeigen von Störungen benutzt.

Die Muskeln werden zum Anzeigen von Störungen benutzt. Jedem hypotonen Muskel entspricht ein hypertoner, denn der Körper des Menschen bemüht sich ja ständig, das ganze Leben lang, ein dynamisches Gleichgewicht aufrechtzuerhalten, von den Füßen bis zum Kopf und vom Kopf bis zu den Füßen.

Einen Muskeltest durchzuführen ist sowohl eine Kunst als auch eine Wissenschaft. Eine Kunst, denn es verlangt Präzision, eine gewisse manuelle Geschicklichkeit und die Fähigkeit, eine Veränderung im Widerstand eines Muskels einzuschätzen. Eine Wissenschaft, denn man sollte gut in Anatomie, Physiologie und Pathologie Bescheid wissen, um diese Testmethode mit einigem Erfolg anzuwenden.

Praktische Übung:

Sie können sich selbst einmal eine Vorstellung von der Wirkung des Muskeltests machen, wenn Sie folgende Übung mitmachen, vorausgesetzt, Sie haben einen Parter »zur Hand«.

1. Stellen Sie sich Ihrem Partner gegenüber auf.
2. Sagen Sie ihm, er solle den rechten Arm ausstrecken und waagerecht halten.
3. Legen Sie Ihre rechte Hand auf seine linke Schulter, um sie festzuhalten.
4. Legen Sie Ihre linke Hand auf seinen rechten Unterarm, etwas oberhalb des Handgelenks. Sagen Sie ihm, Sie würden nach unten drücken und er solle dagegenhalten, und zwar nur mit den Muskeln, die direkt mit der Senkung des Arms zu tun haben.
Es geht nicht darum, wer von Ihnen beiden stärker ist. Sie sollen nur allmählichen Druck ausüben. Dabei wird es darum gehen, daß Sie den Widerstand Ihres Partners einschätzen, der versucht, den Arm waagerecht zu halten, während Sie nach unten drücken.
5. Drücken Sie nach unten. Behalten Sie die Widerstandskraft Ihres Partners im Gedächtnis.
In diesem Stadium haben Sie einen Muskel gefunden, der fähig ist, Widerstand zu leisten. Sie können den Widerstand, der Ihnen entgegengebracht wird, einschätzen und wollen nun überprüfen, ob ein bestimmter Faktor, der diesen Muskel angreift, seine Widerstandskraft schwächen kann. Nehmen Sie zum Beispiel ein Stück Würfelzucker, und sagen Sie Ihrem Partner, er solle es zerbeißen.
6. Während sich das Zuckerstück im Mund Ihres Partners befindet, versuchen Sie den gleichen Druck wie vorher auszuüben, um den Arm nach unten zu drücken.

In fast allen Fällen werden Sie über die Veränderung erstaunt sein: Die Widerstandskraft wird nicht die gleiche sein, Ihrem Partner wird es schwererfallen, den Arm waagerecht zu halten, und

Die Wirkung des Muskeltests ist mit Hilfe der nebenstehenden Übung leicht herauszufinden.

er wird dazu neigen, unbeteiligte Nachbarmuskeln einzusetzen.

Wenn Sie kein Zuckerstück zur Hand haben, können Sie das Experiment auch ausprobieren, indem Sie Ihrem Partner eine Zigarette mit der Tabakseite in den Mund stecken, oder Sie können ihn auffordern, eine leuchtende Neonröhre anzusehen, oder ihm die ersten Takte eines Hard-Rock-Stücks vorspielen. Diese wenigen »Angriffs-Faktoren« sind in der Lage, die Widerstandskraft des Muskels, den Sie testen wollen, zu schwächen.

Der Körper des Menschen ist sehr sensibel. Scheinbar belanglose Faktoren haben die Macht, Körperreaktionen hervorzurufen.

Der Körper des Menschen ist außerordentlich sensibel. Ein Duft, ein Gedanke, ein Krümel Brot auf der Zunge, ein Gemälde, eine Abbildung, ein Ton, ein Wort, ein Aufprall, eine falsche Bewegung oder das winzigste Steinchen unter der Fußsohle sind scheinbar belanglose Faktoren, und doch haben sie die Macht, Körperreaktionen hervorzurufen, die zumeist unserem Bewußtsein entgehen, die aber unser »treuer Freund« alle empfindet, der ja die Aufgabe hat, die bestmöglichen Lebensbedingungen aufrechtzuerhalten.

Wird der Muskeltest richtig ausgeführt, so macht er es möglich, dem Organismus verschiedene Fragen zu stellen und vom »treuen Freund« Antworten zu erhalten. Die Unterhaltung sieht dann zum Beispiel so aus:

»Wie geht's?«

Der starke Muskel bleibt stark.

»Gut, danke.«

»Wie findest du diese Musik?«

Der starke Muskel bleibt stark.

»Schön.«

»Wie findest du diesen Schluck Espresso-Kaffee?«

Der starke Muskel wird schwach.

»Na ja, nicht so toll.«

»Wieso? Das ist doch ein ganz ausgezeichneter Kaffee, ich mag ihn sehr.«

Der starke Muskel wird schwächer.

»Ja, vielleicht, aber die Nebennieren haben schon genug zu tun, und Kaffee streßt sie eher, deswegen würde ich persönlich ihn lieber vermeiden, versuch's doch mal mit einem Apfel!«

»Wie findest du diesen Apfel?«

Der starke Muskel bleibt stark.

»Hm, dieser Apfel schmeckt mir sehr!«

Um Ihnen eine Vorstellung vom Muskeltest zu geben, haben wir den Deltamuskel ausgesucht, also den Schultermuskel, der die Aufgabe hat, den Arm zu senken. Man kann aber auch viele andere Muskeln testen.

Ein weiteres ganz einfaches Beispiel ist ein Test des Muskels, der dem Daumen gegenübersteht:

- Fordern Sie Ihren Partner auf, mit der Daumenspitze die Spitze des kleinen Fingers zu berühren und sie so zu halten.
- Versuchen Sie, die beiden Finger auseinanderzubekommen und merken Sie sich den Widerstand, der Ihnen dabei entgegengebracht wird.
- Versuchen Sie es noch einmal, während Sie Ihren Partner irgendeinem Angriffsfaktor aussetzen. In den meisten Fällen wird die Widerstandskraft nachlassen, und es wird viel leichter sein, Daumen und kleinen Finger voneinander zu trennen.

3. Muskeltest: Lesen in einem offenen Buch

Der Muskeltest ist ein bißchen wie das Ablesen eines Symptoms, eines Zeichens, über das der Körper verfügt, um uns seine intimen Reaktionen mitzuteilen. Genau wie mit Fieber, Schmerzen, Erbrechen oder Krämpfen kann der »treue Freund« uns durch geschwächte Widerstandskraft eines Muskels eine Antwort auf verschiedene An-

Der Muskeltest ist vergleichbar mit dem Ablesen eines Symptoms, über das der Körper verfügt.

Die Muskeltests sind in erster Linie dafür gedacht, eine Reaktion des Nervensystems zu erhalten.

griffsfaktoren mitteilen, seien sie chemischer, emotionaler oder physischer Natur. Mit den Muskeltests erhält man Zugang zu einer Reaktion, die sich in einer Änderung der Muskelkraft äußert, doch zielen diese Tests vor allem auf eine Antwort des Nervensystems ab. Der Dialog kann sich auf ein Stück Zucker oder einen Schluck Kaffee beschränken, er kann aber auch von der Funktion von Organen oder dem Zustand verschiedener Körperteile erzählen. Das Vorgehen beim Muskeltest ist dann in allen Punkten gleich, nur können statt des Einsatzes von Angriffsfaktoren Reflexpunkte benutzt werden: Wenn man seine Hände an bestimmte Körperstellen legt, an denen die Reflexpunkte gestört sind, kann die Muskelreaktion beeinträchtigt sein. Diese von Dr. Goodheart entwickelte Technik benutzt auch die Alarmpunkte auf den Akupunktur-Meridianen.

Kommt Angewandte Kinesiologie zum Einsatz, versucht der Arzt den Körper »zum Reden zu bringen«.

Im Gegensatz zum Allopathie betreibenden Mediziner, der auf Symptome mit dem Reflex reagiert, sie – manchmal mit radikalen Mitteln – sofort zu bekämpfen sucht, braucht ein Praktiker, der Angewandte Kinesiologie einsetzt, diese Zeichen für seinen Versuch zu verstehen, was der menschliche Körper sagen will. Diese Einstellung erklärt eine gewisse Zurückhaltung beim systematischen Gebrauch von Drogen, die die natürlichen Abwehrkräfte des Körpers beeinträchtigen und das Ablesen von Zeichen stören. Der Körper soll nicht um jeden Preis zum Schweigen gebracht werden, im Gegenteil, er soll zum Reden gebracht und ihm soll zugehört werden. Der Körper des Menschen ist nicht mehr die einfache Anhäufung verschiedener voneinander getrennter Strukturen, er wird ein Ganzes, und ein Gespräch mit ihm kann außerordentlich aufschlußreich sein.

4. Muskeln und Zusammenhänge

Die Muskeln arbeiten vom Kopf bis zu den Füßen, von den Füßen bis zum Kopf zusammen, damit der Mensch stehen oder eine Bewegung ausführen kann; oder sie arbeiten beim Gehen wie der doppelte Propeller. Die Arbeit der Muskeln ist vor allem eine Arbeit von Wechselwirkungen und gegenseitigen Abhängigkeiten zwischen den verschiedenen Körperteilen.

Die Muskelspannungen hängen nicht nur von der Spannung anderer Muskeln ab, sondern das Funktionieren eines Muskels hängt vom Nervensystem, von seiner Durchblutung, seinem lymphatischen Abfallbeseitigungssystem und dem energetischen Zustand seines Akupunkturmeridians ab. Durch das Zusammenspiel all dieser Wechselwirkungen wird schnell klar, daß jeder Muskel der Funktion eines Organs zugeordnet werden kann. Der Deltamuskel zum Beispiel liegt auf dem Meridian der Lunge; die Nerven, von denen Deltamuskel und Lunge durchzogen sind, treten beide aus dem zweiten Brustwirbel aus. Die Schulterblattmuskeln entsprechen dem Magen, die großen Lendenmuskeln den Nieren ... und plötzlich gewähren die Zusammenhänge einen Einblick in ein fabelhaftes, perfekt organisiertes Kommunikationsnetz, an dem man das Leben geradezu ablesen kann.

Das Funktionieren eines Muskels hängt vom Nervensystem, von seiner Durchblutung und dem energetischen Zustand seines Akupunktur-meridians ab.

C. Chiropractic und Rückenleiden

Die Chiropractic hat offensichtlich ausgezeichnete Erfolge bei Rückenleiden, vielleicht deswegen, weil dieser Beruf den Einzelmenschen viel wichtiger nimmt als das bloße Ausmerzen von Schmerzen. Bei der Chiropractic ist Vereinheitlichung in der Behandlung verboten. Da jede Person einzigartig ist, ist auch jedes Lendenwirbelsyndrom, jeder Ischias,

Angewandte Kinesiologie ist eine sanfte Möglichkeit, daß der Körper aus seinem Ungleichgewicht herauskommt.

jeder Hexenschuß einzigartig – und doch scheinen all diese Rückenleiden, über die sich Frauen und Männer beklagen, einen gemeinsamen Nenner zu haben. Tatsächlich drückt jeder dieser Wirbelsäulenschäden ein Ungleichgewicht in Muskeln und Gelenken aus. Wir haben gesehen, daß die Ursache des Ungleichgewichts direkt oder indirekt in jedem Faktor liegen kann, der in der Lage ist, das harmonische Zusammenspiel innerhalb der Wirbelsäule zu stören. Wegen der Wechselwirkungen in aufsteigender oder absteigender Kette oder in der Art des doppelten »Propellers« ist es möglich, daß sich der Ursprung des Ungleichgewichts an jeder beliebigen Stelle des Körpers befindet.

Es geht nicht darum, das oder die Leiden zu behandeln, sondern darum, daß man versucht, dem Körper eine Chance zu geben, aus dem Ungleichgewicht herauszukommen.

1. Die Subluxation

Bei der Subluxation hat das Gelenk eine Extremstellung an der Grenze seiner Bewegungsmöglichkeit erreicht.

Das Wort Subluxation bedeutet wörtlich »weniger als Luxation« (Verrenkung). Mit diesem Wort versuchen die Chiropractoren auszudrücken, daß ein Gelenk nicht ausgerenkt ist, wobei es seine eigenen anatomischen und physiologischen Grenzen überschritten hätte, sondern daß das Gelenk eine Extremstellung an der Grenze seiner anatomischen und physiologischen Bewegungsmöglichkeit erreicht hat.

Der Chiropractor behandelt nicht die Rückenleiden, er versucht einfach nur, die Muskelspannungen, die ein Gelenk in eine Grenzsituation zwingen, zu lösen, etwa so, als ginge es darum, einen hypertonen Trizeps zu entspannen, der den Ellenbogen zur Überstreckung zwingt.

Wie löst man diese Spannungen?

Zunächst wird mit höchstmöglicher Genauigkeit der Ort der Spannung festgestellt – mit Hilfe von Röntgenaufnahmen, Betasten in Ruhestellung, Betasten in der Bewegung, Test des Muskelwiderstands, Auswertung der Haltung und des Gangs oder durch Zuhilfenahme jeglicher Information, die dazu geeignet ist, jemanden besser zu verstehen. Die daran anschließende Lösung einer Muskelspannung kann darin bestehen, daß man eine Reflexbehandlung, also einen manuellen chiropractischen Eingriff durchführt, der auf Entspannung des verspannten Muskels abzielt. Sie kann aber auch durch Anregung eines schwachen Muskels geschehen, der sich beim Test als hypoton herausgestellt hatte.

Wichtig für das Lösen von Spannungen ist es, mit größtmöglicher Genauigkeit den Ort der Spannung zu lokalisieren.

Hier wird ganz schematisch dargestellt, was wie eines der einfachsten Dinge der Welt aussieht: Ein Muskel ist zu stark angespannt, man braucht ihn nur zu entspannen, und alles wird wieder gut. Mit Massage vielleicht? Ja, zur Erleichterung. Medikamente zur Muskelentspannung? Nur nicht! Drogen sind nicht intelligent, können also nicht unterscheiden und auswählen zwischen hypertonen und hypotonen Muskeln; Muskelrelaxantien entspannen alles, auch das, was gar nicht entspannt werden muß. Also was soll man tun? Die meisten Therapien können Erleichterung verschaffen, wenn sie fähig sind, die Muskelspannung zu lösen, aber diese Erleichterung wird nur kurzfristig sein, solange die Ursache der Subluxation nicht herausgefunden wurde. Woher rührt das Ungleichgewicht der Muskeln?

Von einem Haltungsfehler? Einem Unfall? Einem Plattfuß? Einem schiefen Kiefergelenk? Einem Verdrängungsproblem? Einer seelischen Anspannung? Einem Gefühlsschock? Einem längst vergangenen Sturz vom Pferd? Einem Gewichtsproblem? Einem falschen Kopfkissen? Vom Golfspielen?

Die Antwort auf die Subluxation findet man nicht in der Subluxation selbst, sondern im Befinden des ganzen Menschen. Nicht durch ein Mikroskop, das auf die Subluxation gerichtet ist, kommt man dem Rückenleiden auf die Spur, sondern sozusagen durch ein »Makroskop«, das auf den ganzen Menschen gerichtet ist. Die Physiklektion von Fritjof Capra – vgl. Kapitel 1 – ist auf die Wirbelsäule anwendbar; was man über die Bestandteile des Atoms lernt, kann auf die Subluxation übertragen werden. Die Strukturen als »isolierte Einheiten« sind nicht so wichtig wie die »Gewebe von Wechselbeziehungen«, durch die sie sich definieren. Die Wirbel oder die Bandscheiben für Rückenschäden verantwortlich zu machen, hieße wieder einmal, sich nur auf das Symptom zu beschränken und all die Faktoren, die die Subluxation herbeiführen können, zu vernachlässigen.

Muß eine Bandscheibe, weil sie zwischen zwei Wirbeln eingeklemmt ist, operiert werden? Vielleicht, aber wenn die eigentliche Ursache der Einklemmung nicht behoben wurde, ist die Wahrscheinlichkeit groß, daß man im nächsten Jahr wieder operieren muß.

Bevor ein chirurgischer Eingriff erfolgt, sollten die Methoden der sanften Behandlung eines Bandscheibenvorfalls in Anspruch genommen werden.

Wir meinen, die Bandscheibenoperation kann ein ausgezeichnetes Geschäft werden; alle Hoffnungen sind erlaubt ... In den chiropractischen Sprechzimmern werden täglich Dutzende von Patienten behandelt, die bereits operiert wurden. Wir möchten lieber zunächst versuchen, die Einklemmung einer Bandscheibe mit sanften Methoden zu verringern, bevor gleich die chirurgische Technik in Anspruch genommen wird. Sollten sich die sanften Methoden als unwirksam herausstellen, so muß man vielleicht die Lösung im chirurgischen Eingriff suchen.

Mehr als 40% der über Vierzigjährigen leben völlig normal mit einem oder mehreren Bandscheibenschäden. Bei den über Siebzigjährigen erhöht sich der Prozentsatz auf 80%.

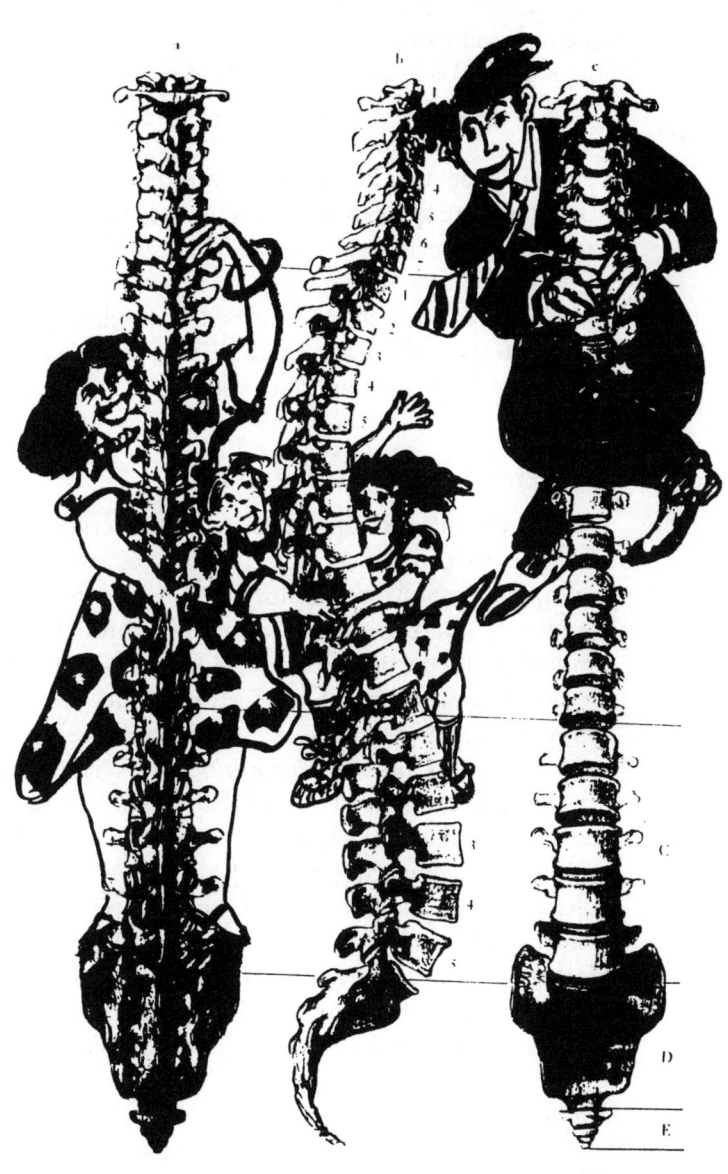

Operationen sind manchmal notwendig, aber es darf nicht vergessen werden, daß die Bandscheibe eine hohe Selbstheilungskraft besitzt – unter der Bedingung, daß die Spannungen der Muskeln und Gelenke, die sie in eine Extremlage bringen, schnellstmöglich beseitigt werden.

Chiropractic ist keine bloße therapeutische Technik, sie ist ein eigener medizinischer Beruf, der stören kann; das können wir leicht merken. Die Chiropractoren sind keine Wirbelsäulenpezialisten, sie sind Mediziner, die sich vor allem für den Einzelmenschen als Ganzes interessieren. Sicher liegt es daran, daß sich 93 % der britischen Patienten als zufrieden bezeichnen.

2. Untersuchung und Vorbeugung

In einer Gesellschaft, in der die Krisentherapie vorherrscht, ist es normal, daß sich die meisten Menschen, wenn Symptome auftauchen, an Personen wenden, die Berufe im sogenannten Gesundheitswesen ausüben. Die Symptome sind Anzeichen für eine Situation, die manchmal Tage, Monate oder Jahre gebraucht hat, um sich festzusetzen. Durch die Untersuchung beim Chiropractor können die Risiken, die die Gesundheit eines Menschen bedrohen, verringert werden, so daß ihm die Unannehmlichkeiten und ungewissen Auswirkungen der Krisentherapie möglichst erspart bleiben. Die Chiropractic ist eine Präventivmedizin par excellence. Die Analyse der Haltung und der Bewegungen sowie der Muskeltest erlauben es, ein Ungleichgewicht aufzudecken, bevor es sich durch Schmerzen bemerkbar macht.

Die Chiropractic ist eine Präventivmedizin par excellence. Sie deckt Ungleichgewichte auf, bevor sich diese durch Schmerzen bemerkbar machen.

a) Die Schwangere:

Wir haben das Becken betrachtet und es »BeckenGürtel« genannt. Er weist vorne ein Gelenk auf, wo die beiden Teile des Schambeins zusammentreffen, und ist nach hinten durch die Kreuzdarmbeingelenke mit dem Kreuzbein verbunden. Ein Aufprall, ein echtes oder ein falsches kurzes Bein, aber auch eine Geburt können das Gleichgewicht des Beckens und die Rundung des Beckengürtels beeinträchtigen. Jegliches Ungleichgewicht des Beckens bedeutet, vereinfacht dargestellt, daß der »Durchmesser« des Beckengürtels verkürzt wird – die Folge für eine nachfolgende Geburt können wir uns vorstellen.

Auch Gymnastikkurse für Schwangere sind ein zweischneidiges Schwert: Die Beckenbodenmuskulatur zu stärken ist eine ausgezeichnete Idee, vorausgesetzt, daß die Kreuzdarmbeingelenke frei sind. Die Muskeln eines schiefen Beckens zu stärken heißt, das Ungleichgewicht verstärken.

Die Untersuchungs- und Vorbeugungsmaßnahmen bestehen darin, daß man das Gleichgewicht des Beckens sichert. Die Stellung des Kreuzbeins wirkt sich auf das Gleichgewicht der Wirbelsäule aus; und gerade während einer Schwangerschaft müssen die Rückenbögen fähig sein, sich anzupassen; sonst tritt ein Streß auf, der sich zum Beispiel in Form von Lendenwirbelsyndromen oder Ischias äußert.

b) Kinder:

Bei Kindern ist eine Subluxation häufig. Beim Spielen und Hinfallen treten kleinste Muskel- und Gelenkspannungen auf, die leicht unbemerkt bleiben. Durch Untersuchung und Vorbeugung wird jede Spannung beseitigt, die das harmonische Wachstum des Kindes stören kann. Nach einem Fall, bei dem »nichts passiert ist«, empfiehlt es sich, klarzustellen, daß die Muskelspannungen normal und die verschiedenen Gelenke frei sind. Es kann sich eine Subluxation festsetzen und sich erst nach Tagen, Wo-

Bei Kindern ist eine Subluxation häufig. Beim Spielen treten kleinste Muskelspannungen auf.

Es ist ausgespro-
chen nützlich, von
Zeit zu Zeit über-
prüfen zu lassen,
ob ein Ungleich-
gewicht
der Muskeln
vorhanden ist.

chen, Monaten oder Jahren in Schmerzen äußern, die entweder dort auftreten, wo die ursprüngliche Subluxation war, oder auch ganz woanders. Während dieser ganzen Zeit hat der »treue Freund« versucht, sich anzupassen und so gut es ging »Nachbarschaftshilfe« zu leisten.

Die Analyse der Haltung des Kindes ermöglicht es, ein harmloses Ungleichgewicht zu entdecken, das sich, wenn es unbemerkt bleibt und unangemessen behandelt wird, später zu einem chronischen Leiden entwickeln kann, das schwieriger zu behandeln ist.

c) Erwachsene:

Es wird gesagt, die chinesischen Ärzte seien üblicherweise dafür bezahlt worden, daß sie ihre Patienten das ganze Jahr über betreuten und berieten, aber sie ließen sich nicht bezahlen, wenn ein Patient krank wurde. Eine solche Haltung hat den Vorteil, daß der Mediziner sein möglichstes tut, damit seine Klientel nicht krank wird. In der westlichen Welt ist es umgekehrt: Je schlechter es den Leuten geht, desto mehr blühen die medizinischen Berufe auf.

Wenn ein Schmerz auftaucht, so muß man wissen, daß er eine nervliche Störung mitteilt, die ihrerseits Folge eines Stresses der Muskeln oder Gelenke ist, welche am Vortag oder einen Monat vorher oder zwanzig Jahre zuvor bei dem »Sturz, bei dem nichts passiert ist«, entstanden sein kann. Es ist nützlich, von Zeit zu Zeit vorbeugend zu überprüfen, ob ein Ungleichgewicht der Muskeln nicht das Funktionieren des Ganzen bedroht. Der Körper spricht, er spricht sogar sehr viel, bevor er schreit, und schreit er erst einmal, so ist es viel schwieriger, ihn zu beruhigen. Das beste Mittel, den Chiropractor zu vermeiden ist, ihn spontan zu besuchen, um einmal zu fragen, wie es Ihnen geht; er wird Sie untersuchen, Ihnen beim Gehen zusehen, ein paar Tests machen und Ihnen seine Ansicht mitteilen.

d) Ältere Erwachsene:

Neulich hatten wir das Vergnügen, einen kleinen Spaziergang Arm in Arm mit einer bezaubernden 87jährigen Großmutter zu machen. Dabei hatte alles recht schlimm begonnen. Diese Dame lag seit über dreißig Tagen mit Ischias im Bett und konnte nicht aufstehen. Neben dem Kopfende standen eine Flasche Mineralwasser und ein Glas auf dem Teppich, denn sie paßten nicht mehr auf den Nachttisch, der voller Medikamente stand. Eine reizende Krankenschwester besuchte sie jeden Morgen, eine Spritze in der Hand. Die Lage konnte nur schlimmer werden; die alte Dame war unfähig, sich ins Badezimmer zu begeben. Ihr Sohn war verzweifelt, daß es so weit mit ihr gekommen war. Er fragte mich nach meiner Meinung und zeigte mir dabei Röntgenaufnahmen, die zwei oder drei Monate vorher gemacht worden waren, als die ersten Schmerzen auftraten. Es war nicht sehr ermutigend; und da ich den Sohn gut kannte, verbarg ich ihm meinen Pessimismus nicht. Doch willigte ich ein, die alte Dame zu besuchen, ohne besondere Hoffnung meinerseits.

Medikamente und Spritzen sind auch bei älteren Erwachsenen kein Allheilmittel zur Bekämpfung von Ischias.

Die alte Dame war bewundernswert, sie sagte lächelnd, in ihrem Alter käme sie wahrscheinlich nie mehr aus diesem Bett heraus. Ich bat sie, zu versuchen, im Liegen ein Bein anzuheben; sie konnte es nicht, sie war völlig blockiert und hatte Tag und Nacht Schmerzen im linken Bein, trotz der Spritzen und der Beruhigungsmittel, die sie gewissenhaft alle zwei Stunden einnahm. Ich setzte mich an ihren Bettrand und hörte mich sagen, daß ich versuchen würde, ihr zu helfen, erklärte aber dabei, ich könne ihr nichts versprechen; aber wir würden gemeinsam acht Tage lang unser Glück versuchen.

Ich besuchte diese Dame eine Woche lang morgens und abends. Am zweiten Tag konnte sie im Liegen ein Bein anheben, am dritten Tag gingen wir gemeinsam im Zimmer auf und ab; am fünften Tag – ich erinnere mich, daß es sehr kalt war – hielt sie sich auf der Straße an meinem Arm krampfhaft fest; sie sagte lächelnd, der Lärm bereite ihr Kopfschmerzen; ich lächelte auch, aber ich war besorgt, sie könnte frieren.

Ein Wunder? Nein, nicht ganz. Ein Vergnügen? Ja, sicher, auch nach zwanzig Jahren Praxis bereitet es immer noch das gleiche Vergnügen. Um diese Dame zu behandeln, habe ich mir Mühe gegeben, die Situation als Ganzes anzugehen und nicht nur den schmerzenden Körperteil. Ich habe versucht, alle Muskelspannungen, die ich aufspüren konnte, zu lösen, von den Füßen bis zu den Kiefermuskeln, und der »treue Freund« hat den Rest besorgt. Sie wissen ja, diese angeborene Intelligenz, die sich um alles kümmert.

Das Aufspüren und Lösen aller Muskelspannungen im Körper ist Basis für das erfolgreiche Heilen von Ischias.

Da wir gerade beim Kapitel »Geständnisse« sind, möchte ich Ihnen gern ein Geheimnis anvertrauen: Ich denke, ich habe in meinem ganzen Leben noch keinen Ischias geheilt, auch nicht das kleinste Lendenwirbelsyndrom. Die Wirbelsäule und der Körper des Menschen sind viel zu kompliziert für mich. Ich sehe lieber nur zu, höre hin und versuche zu verstehen, was der Körper sagen will, dann ist es ganz einfach, denn der Körper lügt nie.

»Das Leben hat Grenzen, aber das Wissen ist ohne Grenzen. Mit etwas Begrenztem etwas Unbegrenztes einfangen zu wollen, ist gefährlich. Sein Handeln nach dem Wissen zu richten, führt somit zur Zerstörung. Was immer man tut, Gutes oder Schlechtes, immer muß man sich sowohl vor dem Ruhm als auch vor der Strafe hüten.

Nimm deine Wirbelsäule als Steuerungsprinzip, und du wirst deinen Körper gesunderhalten, deine Vitalitiät vervollkommnen, deine Mitmenschen ernähren und die Jahre deiner Bestimmung vollenden.«

Kristoffer Schipper, Le Corps Taoïste, Ed. Fayard (Zitat aus dem 25 Jahrhunderte alten *Tchouang-Tsen*).

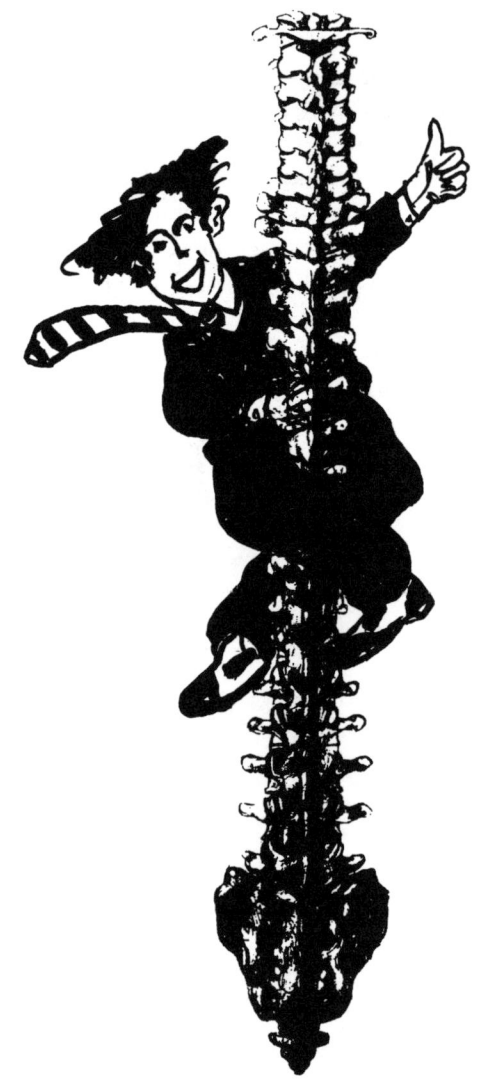

Epilog

Unsere Gesellschaft ist in Bewegung. Sie lebt, paßt sich an und lernt, und es ist dem exponentiellen Wachstum der Informationen, über die wir verfügen, zu verdanken, daß wir uns auf Änderungen in unseren Werten gefaßt machen müssen, die seit Jahrzehnten oder sogar seit Jahrhunderten Bestand hatten.

Was gestern noch undenkbar war, ist heute bereits Realität. Diese Aussage läßt sich sehr leicht am Beispiel der Technologie überprüfen, die uns im täglichen Leben umgibt. Sie klopft jetzt jedoch auch an die Türe zu unserer Vorstellungskraft, fordert unsere Intelligenz heraus oder testet die Beweglichkeit unseres Denkens, wenn es um so wichtige Begriffe wie Tod, Leben, Krankheit, Wohlbefinden und Gesundheit geht. Im Jahr 1996 haben sechs amerikanische Universitäten staatliche Fördermittel erhalten, damit sie ihre Studenten darin unterrichten können, wie sie spirituelle Gedankengänge in den praktischen Klinikalltag einbringen können. Eine neue, in den Zeitschriften »USA Today« und »Time« veröffentlichte Studie zeigt, daß 70% der Öffentlichkeit einen deutlichen Zusammenhang zwischen Geist und Gesundheit sieht. Da kann man nur die Stirne runzeln ! Es gibt nun zwei Möglichkeiten, wie sich diese neue Erkenntnis auswirken kann. Entweder sie führt dazu, daß die »Wissenden«, die »kartesianischen Zerstückeler« der wissenschaftlichen Gemeinschaft, ihr Gefühl der Überlegenheit noch weiter ausbauen, indem sie eine solche Entscheidung ins Lächerliche ziehen oder sie macht es möglich, ein Fenster zu öffnen, und damit den Blick frei zu geben auf eine Landschaft, die unseren westlichen Gesell-

70% der amerikanischen Öffentlichkeit sieht einen deutlichen Zusammenhang zwischen Geist und Gesundheit.

schaften bisher verborgen war. Daß die Idee einer
Verbindung zwischen Geist und Gesundheit heute
in den USA und morgen vielleicht in Deutschland
Objekt einer staatlichen Studie ist, würde selbst einen Inder einer unteren Kaste dazu animieren, sich
totzulachen, denn mit dieser »neuen Erkenntnis« ist
man in seiner Kultur schon seit Jahrtausenden bestens vertraut.

*Ein monatlicher
Besuch beim
Chiro-
practor könnte
unsere heutigen
westlichen
Wertvorstellungen
erschüttern,
während man in
Asien seit
Jahrtausenden mit
ganzheitlichen
Heilmethoden
vertraut ist.*

Unvorstellbar ist heute noch, daß sich eine ganze
Familie mit allen ihren Mitgliedern entschließen
könnte, jeden Monat einmal einen Doktor der
Chiropractic für einen Check-up aufzusuchen. Eine
solche Entscheidung könnte unsere heutigen Wertvorstellungen erschüttern, denn für die große Mehrzahl der Menschen ist der Doktor immer noch ein
Therapeut, jemand, an den man sich nur in einer Kri-
sensituation wendet, gezwungenermaßen, weil man
unter Schmerzen leidet. Vielleicht auch deshalb, weil
wir eher darauf programmiert sind, gegen das Übel
zu kämpfen als das Wohlbefinden zu fördern.

Die Mediziner verbringen ihr Leben damit, die
Krankheit zu studieren und sollen dann der Öffentlichkeit zu Gesundheit verhelfen. Ist dies nicht eine
verrückte Vorstellung? Genügt es denn, dekorieren
zu lernen, um Architekt zu werden? Natürlich muß
die medizinische Wissenschaft über Krankheiten
Bescheid wissen, aber so wie es vergeblich ist, mit einer Erhöhung des Polizeietats gegen die Drogen
ankämpfen zu wollen, muß die neue medizinische
Wissenschaft ihre Prioritäten ändern. Sie muß sich in
erster Linie dafür interessieren, was für die Gesundheit und das Wohlbefinden von Bedeutung ist.

Wenn jemand an Kopfschmerzen leidet, ist es sicher sehr gut, ihm Aspirin zu verschreiben, viel besser jedoch ist, alles daranzusetzen um zu erreichen,
daß dieser Mensch keine Kopfschmerzen mehr be-
kommt. Die Geschichte hat uns leider nur zu oft be-

wiesen, daß die Vergrößerung der Waffenarsenale nicht die beste Möglichkeit zur Förderung des Friedens ist. Allein die Tatsache, daß man eine Waffe mit sich führt, auch wenn man überhaupt nicht die Absicht hat, sich ihrer zu bedienen, erhöht schon beträchtlich das Risiko, eines gewaltsamen Todes zu sterben. Frieden hat nur sehr selten etwas mit Rüstung zu tun, er ist immer das Resultat von Verhandlungen, Dialogen, von Kommunikation und intelligentem Handeln unter den Völkern. Auch hier kann uns der menschliche Körper eine Lektion in Intelligenz erteilen: Die Gesundheit hängt in erster Linie davon ab, wie gut die Beziehungen der einzelnen Organe untereinander sind. Der Frieden ist wie die Gesundheit und das Wohlbefinden das Ergebnis guter Beziehungen. Wenn eine Ischiasneuralgie auftritt, so zeigt dies, daß die Beziehungen zwischen z. B. einem Fuß, einem Beckengelenk, ein oder zwei Wirbelgelenken und schließlich einer Bandscheibe und dem austretenden Wirbelsäulennerv gestört sind. Die Ischiasneuralgie ist Ausdruck eines Konfliktes, dessen Ursache darin liegt, daß die verschiedenen beteiligten Strukturen keine guten Beziehungen untereinander haben.

Die Gesundheit des Körpers hängt in erster Linie davon ab, wie gut die Beziehungen der einzelnen Organe sind.

Ein junger Mann kann sein Heil in der Droge suchen, weil die Beziehungen zu seinen Eltern oder zu seiner Umgebung gestört sind. Ein Paar kann sich gegenseitig das Leben zur Hölle machen, weil es den beiden nicht gelingt, eine gute Beziehung zueinander aufzubauen und zu bewahren. Zwei Personen, die gemeinsam handeln, schaffen eine Synergie, die sehr viel stärker ist als die Energie von Einzelpersonen. Die Mathematiker haben es jedoch versäumt, uns zu lehren, daß zwei mehr ist als eins plus eins. Was würde es uns nützen, die beste Leber der Welt zu haben, wenn sie nicht richtig mit der Gallenblase verbunden wäre? Frieden, Gesundheit und Wohlbefinden sind vor allem das Ergebnis von Beziehungen und Verbindungen. Es kann nicht darum gehen, immer mehr Gefängnisse zu bauen, sondern jedem Menschen zu helfen, gute Beziehungen in der Gesellschaft zu unterhalten, in der er lebt.

Einem Patienten mit Hexenschuß würde eine chiropraktische Annäherung mehr helfen als eine kurzfristige Schmerzbetäubung.

Wenn jemand einen Hexenschuß hat, so sollte man, statt eine Injektion zu geben, die lediglich das Ziel hat, die beteiligten Strukturen einzuschläfern und wie uns nur allzu gut bekannt ist, die Gefahr eines Rückfalls birgt, zuerst einmal mit einer chiropractischen Annäherung herausfinden, was die guten Beziehungen stört und anschließend die Spannungen beseitigen, die diese gute Beziehungen verhindert haben. Warum sollte man erst abwarten, bis sich eine Krankheit manifestiert hat, wenn es doch möglich ist, einen Spannungszustand aufzuspüren und zu beseitigen, lange bevor sich Symptome zeigen? Sollte man ständig die Zahl der Feuerwehrleute erhöhen oder sich dazu entschließen, Sicherheitsmaßnahmen zu ergreifen, um dadurch die Risiken eines Brandes zu reduzieren?

Wir haben das Glück, eine ganz entscheidende Epoche in der Geschichte der Menschheit zu erleben, denn wir entdecken jeden Tag neue Verbindungen, neue Phänomene der Wechselwirkung, die unweigerlich dazu führen müssen, daß wir unsere Denkweise ändern. Es stellt sich nur die Frage, ob der Mensch intelligent genug ist, diese Veränderung zu akzeptieren. Die Veränderung beginnt bei jedem einzelnen von uns. Je größer die Zahl derer ist, die die Veränderung akzeptieren, desto mehr wird sich das kollektive Bewußtsein ändern. Wenn Begriffe wie Profit, Überlegenheit, Macht und Egoismus, die kurzsichtigem Denken entspringen, weiter Gültigkeit haben werden, so ist es sicher, daß wir auf der Stufe der »Vorhumanität«, in der wir jetzt leben, stehen bleiben werden, mit der Folge eines dramatischen Anstiegs von Erkrankungen bei unseren Kindern und Enkeln. Wenn der Mensch jedoch erwachsen wird, wenn er endlich erkennt, wie wichtig es ist, andere zu respektieren, Achtung vor dem Leben zu haben, wenn er in der Lage ist, gute Beziehungen zu seiner Umwelt aufzubauen, indem er seine Wertvorstellungen radikal ändert, dann werden wir das Glück haben, Zeugen der bedeutendsten Epoche der Weltgeschichte zu werden. Der Mensch wird dann zum Humanisten, wenn er der Gesellschaft des Profits den Rücken kehrt und sich einer Gesellschaft des Wohlbefindens zuwendet. Eine Gesellschaft, die sich an den Begriffen Gesundheit und Wohlbefinden orientiert, erkennt die Verbindungen zwischen den Völkern untereinander, zwischen Ernährung und Verhalten, zwischen Armut und Kriminalität, zwischen Erziehung und Gewalt. Diese neue Gesellschaft muß einsehen, daß der linke Fuß nur dann gesund sein kann, wenn auch der rechte gesund ist. Wenn auch nur das kleinste Gelenk im linken Fuß zu wenig oder zuviel arbeitet, so wird der rechte Fuß als erster darunter zu leiden haben. Sind wir so intelligent wie unser Körper? Eine Fußballmannschaft ist nur so stark wie ihr schwächster Spieler, der jede Aussicht auf einen Sieg zunichte machen kann. Dies gilt in gleicher Weise für den menschlichen Körper, in dem einige Zellen, die nicht richtig funktionieren, eine Krankheit verursachen können, ebenso für ein Unternehmen, dessen Erfolg von der Qualität der Arbeit jedes einzelnen Angestellten abhängt. Warum sollte dieses Prinzip der gegenseitigen Wechselbeziehungen dann nicht auch für die Völker der Welt gelten?

Der gesamte Körper ist immer so stark wie sein schwächstes Glied. Funktionieren einige Zellen nicht richtig, kann eine Krankheit die Folge sein.

Die Chiropractic ist nicht einfach eine Therapie, die dazu dient, Menschen von Rückenleiden zu befreien. Zugegeben, es gibt auch Chiropractoren, die sich als mechanistische Therapeuten verstehen und damit gute Resultate erzielen. Was mich jedoch fasziniert, ist das Verständnis der Chiropractic als ein Beruf, der auf einer sehr alten Philosophie begründet ist, die dennoch in ihrer Betrachtungsweise der Gesundheit und des individuellen Wohlbefindens geradezu revolutionär modern ist. Die Intelligenz des menschliches Körpers zu achten, ermöglicht es auch, das Leben in all seinen Formen zu lieben und zu respektieren. Die wichtigste Lektion, die uns unser Körper lehrt, ist eine Lektion der Liebe, denn die Liebe ist ein Band zwischen der Achtung, dem Vertrauen, dem Teilenkönnen und dem aufrichtigen Wunsch, helfen zu wollen. Der menschliche Körper ist ein Vorbild für Intelligenz und Liebe, denn, wie Machiavelli schreibt: »Die höchste aller Fähigkeiten ist die Ehrlichkeit.« Die Organe in unserem Körper belügen sich nicht, betrügen sich nicht und versuchen auch nicht, sich gegenseitig zu dominieren, um daraus einen Nutzen zu ziehen, denn jedes Organ weiß nur zu gut, daß seine eigene Gesundheit von der seines Nachbarn abhängig ist. Alle Menschen sind durch die Liebe entstanden, die gleiche Liebe, die die Elektronen an den Atomkern bindet, die die Zellen untereinander verbindet, die es möglich macht, die Barrieren zwischen den Rassen, den Religionen, den Sprachen und Kulturen einzureißen. Der Respekt vor der individuellen Einzigartigkeit verbunden mit der Idee der gegenseitigen Wechselwirkungen mündet in eine Idee der Einheit, der Zugehörigkeit zu einem Ganzen.

Die Chiropractic erlaubt jedem Menschen auf physischer, psychischer und sozialer Ebene besser zu leben.

Unsere Gesellschaft hat sich die bestmögliche Medizin geleistet, es ist nun an der Zeit, daß wir sie mit einer Medizin ausstatten, die das Beste bewirkt. Die Chiropractic erlaubt jedem Menschen, ganz gleich ob Kind, Frau oder Mann, besser zu leben und zwar auf der physischen, psychischen und sozialen Ebene. Daher gehört sie zu einer Medizin für das 21. Jahrhundert.

Bibliographie

Thérès Bertherat, *Der Tiger im Versteck*. Der Weg
zum körperlichen Gleichgewicht. Ehrenwirth
Verlag, München 1991
Jeffrey Bland, *Nutraerobics*, Harper and Row,
San Francisco.
Harry Browne, *How I Found Freedom in an
Unfree World*, Avon Books.
Fritjof Capra, *Wendezeit*. Bausteine für ein neues
Weltbild. dtv, München 1992; *Das Tao der
Physik*. Die Konvergenz von westlicher Wissen-
schaft und östlicher Weisheit. Scherz Verlag,
Bern 1984. *Uncommon Wisdom*, Bantam Books,
Toronto. New York, London, Sydney, Auck-
land.
Jean-Pierre Changeux, *Der neuronale Mensch*.
Wie die Seele funktioniert – die Entdeckung der
neuen Gehirnforschung. Rowohlt Verlag,
Reinbek 1984.
Jean Clavreul, *L'ordre médical, le désir et la loi*,
Le Seuil.
John Diamond, *Der Körper lügt nicht*.
Life Energy 1995.
Wayne Dyer, *Sie sollten nach den Sternen greifen*.
Mit Mut zu neuen Zielen. mvg Verlag 1990.
James Gleick, *Chaos – Die Ordnung des Univer-
sums*. Vorstoß in den Grenzbereich der moder-
nen Physik. Knaur Verlag, München 1993.
Georges Goodheart und David S. Walther,
Applied Kinesiologiy.
Peter Hanson, *The Joy of Stress*, Pan Books,
London, Sydney, Auckland.
Ivan Illich, *Die Nemesis der Medizin*. Die Kritik
der Medialisierung des Lebens. Beck Verlag,
München 1995.

Julian N. Kenyon, *Die Medizin des 21. Jahrhunderts.* Ein Orientierungsbuch für die Medizin der Zukunft. 1990.

Henri Laborit, *L'Éloge de la fuite*, Gallimard.

Joseph Lévyn, *La Révolution silencieuse de la Médicine.* Éditions du Rocher.

Pierre Louis, *La Chiropractique et vos vertèbres,* Gaucher-Peslherbes-Sylvain Parny, Éditions Encre.

Linus Pauling, *Das Vitamin-Programm.* Topfit bis ins hohe Alter. Das Gesundheitskonzept des zweifachen Nobelpreisträgers. Goldmann Verlag, München 1994.

K. R. Pelletier, *La Médicine holistique,* Éditions du Rocher.

Carl Pfeiffer et Pierre Gonthier, *Équilibre psychologieque et oligo-éléments,* Éditions Debard.

Joël de Rosnay, *La Macroscope,* Le Seuil.

Peter Russel, *Die erwachende Erde.* Heyne Verlag, München 1991

Kristofer Schipper, *Le Corps taoïste,* Fayard.

Mark Seem et Joan Kaplan, *Geistkörper-Heilung.* Heyne Verlag, München 1994.

Tom et Carole Valentin, *Applied Kinesiology,* Thorsons Publishing Group, Wellingborough, New York.

Melvyn R. Werbach, *Third Line Medicine*, Arkana, New York et London.

Ken Wilber, *No Boundary,* New Science Library, Sabhala, Boulder-London.

Anhang

Die chiropractischen Techniken in unseren Praxen

– Toggle Recoil (Atlastherapie).
– Gonstead specific (Röntgenanalyse, Adjustierungen) nach Dr. Clarence Gonstead.
– Palmer diversified. (55 spezifische Adjusierungen).
– Thompson Derifield Leg Test (Beintest) nach Dr. Clay Thompson.
– Sacro-Occipital Technique (Cranio-Sacral-Therapie), Diagnose und Behandlung, entwickelt von Dr. M. J. DeJarnette.
– Applied Kinesiologie (Angewandte Kinesiologie) nach Dr. George J. Goodheart (Muskeltests, Reflexpunkte).
– Nemo pressure points technique (Akkupressurtechnik) nach Dr. Nemo.
– Activator Technique.
– Extra-spinal adjustment (Extraspinale Gelenkadjustierungen).
– BEST. Bioenergetic-Synchronisation-Technique (Bioenergetische Synchronisationstechnik) nach Dr. Morter.
– NETWORK nach Dr. Epstein.

Alle diese Techniken wurden intensiv erlernt, sie wurden von ihren Begründern selbst unterrichtet, hauptsächlich in den Vereinigten Staaten, außer ein paar Auffrischungskursen, die in London, Paris, Amsterdam und Mailand stattfanden.

Curriculum

Außer der Erlernung dieser speziellen Techniken umfaßt das Curriculum des Studienganges Chiropractic die gleiche Stundenzahl in den Fächern Anatomie, Physiologie und Pathologie wie das Studium der Medizin. Das Studium dieser Fächer schließt in Amerika mit einem für beide Studienrichtungen gleichen Examen ab, der »Basic Sciences Examination«.

Der zukünftige »Doctor of Chiropractic« wird außerdem in den Fächern radiologische Technologie, radiologische Diagnostik, Palpation (Tastuntersuchung), Palpation der Bewegung, spinale und extraspinale Biomechanik, physische Diagnostik einschließlich Funktionsstudium der Nase, der Augen, des Rachenraumes und der Ohren, Überprüfung der Herzfunktion, der Respiration, der Nervenfunktionen mit entsprechenden Tests und Untersuchungsverfahren, Labordiagnostik, Orthopädie, orthopädische Tests, differenzierte Diagnostik ausgebildet. Außerdem erfolgt Unterricht in den Fächern Geriatrie (Altersheilkunde). Pädiatrie (Kinderheilkunde), Psychologie, Schwangerschaftsmedizin und Gynäkologie, außerdem Kurse in Notfallmedizin, Ernährung und Ethik.

Das praktische Studium der verschiedenen chiropractischen Techniken findet in einer Klinik statt, in der der Student unter der Leitung eines Klinikarztes zwei Jahre lang täglich mit den verschiedenen Beschwerden der Patienten konfrontiert wird.

Fehlzeiten von mehr als sechs Stunden in einem Fach schließen die Zulassung zu einem Examen aus. Nach Ablegung aller Zwischenprüfungen kann der Student die Diplomprüfung zum »Doctor of Chiropractic« ablegen.

Pianta Chiropractic Services

Wenn Sie an weiteren Informationen interessiert
sind, wenden Sie sich bitte an die untenstehende
Adresse:

> Pianta Chiropractic Services
> Bödekerstr. 90
> D-30161 Hannover
> Telefon: 0511/ 62 80 55
> Fax: 0511/ 62 20 02
> e-mail: JPPianta aol.com

Wir informieren Sie auch gerne über unsere verschiedenen Aktivitäten:

> Praxen
> Seminare
> Vorträge
> Ausbildung

Register